Dagmar Braunschweig-Pauli

Die Chronik eines Jahrhundertskandals

Krankmacher
JOD

Alles Wissenswerte
auf einen Blick

Ein Selbsthilfe-Ratgeber
für Betroffene und Bedrohte

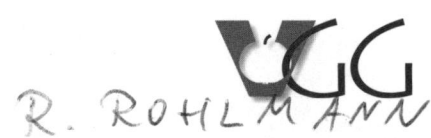

R. ROHLMANN

Die referierten Erkenntnisse und damit verbundenen Ratschläge des vorliegenden Buches sind vom Autor gewissenhaft recherchiert und sorgfältig geprüft worden. Eine Gewähr dafür kann jedoch nicht übernommen werden, und bei allen ernsthaften Erkrankungen gilt immer die ausdrückliche Empfehlung, den Rat eines Fachmannes einzuholen. Eine Haftung von Autor oder Verlag für Personen-, Sach- und Vermögensschäden ist ausgeschlossen.

1. Auflage 2002

© Copyright **Verlag Norbert Messing**
Postfach 1217
D-76663 Bad Schönborn
Telefon 07253/3718 · Fax 33955
E-Mail: info@messing-vgg.de
Internet: www.messing-vgg.de

Titel, Gestaltung, Satz:
Livingpage® MediaAgentur, Münster, www.livingpage.com

Druck: Druckerei Steinmeier, Nördlingen

ISBN 3-927124-40-0

Diese Informationsschrift ist eine erweiterte Fassung der beiden öffentlichen Vorträge, welche die Autorin im April 2002 zum Thema Jodschäden in Berlin und Stuttgart gehalten hat.
Das Manuskript wurde durch aktuelle Themen und Fragestellungen ergänzt und mit einem hilfreichen Adress-Anhang versehen.

Vorwort

Arglos unter dem Damoklesschwert?

Seit mehr als 10 Jahren leben wir alle mit einer geradezu unheimlichen Bedrohung, von der die meisten Menschen gar nichts ahnen. Es war am 19. Juni 1989, als, vorbereitet durch eine massive und finanziell vorzüglich ausgestattete Kampagne – ohne jeden Aufschrei bei den Verbrauchsschützern übrigens – die Jodsalzverordnung in Kraft trat. Seither bekennt das Salz, bekennen unsere Lebensmittel nicht mehr die reine Wahrheit, denn so gut wie jedem verkauften Kilo des „weißen Goldes" sind 20 mg Jodid zugesetzt, und diese legale „Kontamination" gilt natürlich auch für die vielfältigen Erzeugnisse der Lebensmittelverarbeitung sowie, wie wir sehen werden, sogar für ganz unschuldige Früchte frisch vom Feld.

Warum „veredelt" (früher hätte man gesagt: verfälscht) man das Salz? Wozu dieser Aufwand?

Warum „veredelt" (früher hätte man gesagt: verfälscht) man das Salz? Wozu dieser Aufwand?

Zu unserem Besten, meint der Gesetzgeber. Denn angeblich leiden die Bundesbürger unisono und pauschal an einem Jodmangel. Man holt dabei weit aus und greift bis in die Eiszeit zurück – und zielt doch voll daneben, wie der vorliegende Ratgeber überzeugend darlegt. Genau wie mit den Schlussfolgerungen: Wenn Jod im Essen, den Lebensmitteln fehlt, so unterstellen die werbewirksamen Slogans, kommt es zu schweren körperlichen Ausfällen, verdummt der Mensch gewissermaßen, verlangsamt sich sein Stoffwechsel, bildet sich schließlich auch ein Kropf (Struma).

Alle diese Voraussetzungen waren von Grund auf falsch.

Die Initiatoren und Förderer der Kampagne setzten ein Massenexperiment mit fatalen Wirkungen im Einzelfall in Gang, einen geradezu verheerenden Großversuch. Die Kaninchen im Käfig waren, sind wir. Und dies geschah, obwohl schon zu Beginn die warnenden Stimmen eigentlich nicht überhört werden konnten. Man hat ihnen kein Gehör geschenkt und den Verbraucher geflissentlich und bewusst in unmündiger Ahnungslosigkeit belassen.

Wenn trotzdem heute die kritischen Stellungnahmen zunehmen und nicht nur bei uns, sondern auch international vor den Gefahren einer behördlich verordneten „Prophylaxe" gewarnt wird, so ist dies vor allem einer Persönlichkeit zu verdanken: Der Autorin dieses

Ratgebers, also **Dagmar Braunschweig-Pauli**, Trier. Sie trat erst vor wenigen Jahren aufgrund eigener Betroffenheit auf den Plan und an die Öffentlichkeit und wurde zum bald nicht mehr übersehbaren Störfaktor in der scheinbaren Idylle, der stillschweigenden Pro-Jod-Übereinkunft von Medizin, Ernährungsforschung, Exekutive und Medien. Plötzlich war auch von den Risiken der Zwangsjodierung per Gießkanne die Rede, und Dagmar Braunschweig-Pauli belegte die sehr realen Gefahren mit immer neuen Argumenten, Fakten, Belegen aus der Wissenschaft und dem Aufdecken von bislang unbeachteten Zusammenhängen. Vor allem geschah eines: Nachdem die Öffentlichkeit auf das Problem aufmerksam geworden war, meldeten sich eine Vielzahl von bis dahin völlig ahnungslosen und deshalb arglosen, „mundtot" gemachten Opfern des vielleicht gut gemeinten aber unverantwortlichen Feldversuchs. Plötzlich lag ganz konkret, durch menschliche Schicksale illustriert, die Misere offen zutage. Sie bekam gewissermaßen ein Gesicht, einen Namen, viele Namen, und es formierte sich – demokratisch von unten – eine Gegenbewegung. Gleichzeitig konnte Dagmar Braunschweig-Pauli dokumentieren, dass die Akteure der Jod-Kampagne und der Gesetzgeber sehr wohl hätten wissen können, was sie tun und taten. Denn in der Wissenschaft ist sehr lange schon bekannt, dass die Erhöhung der Jodzufuhr keinesfalls nur wünschenswerte Folgen nach sich zieht, sondern im Gegenteil eine Reihe von Risiken birgt. So wies beispielsweise F. Delange in der renommierten Fachzeitschrift The Lancet (1998/351/S. 923-924) darauf hin, dass es in allen Regionen der Welt, wo solche „Zwangsjodierungen" durchgeführt wurden, **ausnahmslos** zum gehäuften Auftreten von Erkrankungen (z.B. jod-induzierter Hyperthyreoidismus) gekommen ist. In Zimbabwe etwa stieg die Zahl der Schilddrüsenerkrankungen sofort rapide an, nachdem jodiertes Speisesalz eingeführt worden war. Und eine Fachzeitschrift kam zu der Einschätzung, dass „selbst bei physiologischen Jodmengen die schweren Nebenwirkungen nicht völlig zu vermeiden" sind.

Die Zwangsjodierung ganzer Bevölkerungen ist ein Skandal geradezu globalen Ausmaßes. Betroffen sind inzwischen Europäer, Amerikaner, Afrikaner, Asiaten. Der „Jahrhundertirrtum" verursacht Krankheitselend en masse, und es ist hohe Zeit, das Jod-Dogma, die

Täuschung total: Es mag ja schön und gut sein, wenn auf dem Fertigmenü aus dem Supermarkt das enthaltene jodierte Speisesalz ausgewiesen sein muss. Ist damit aber auch schon echte, ehrliche Transparenz erreicht? Weiß der Kunde wirklich, was im Gericht drin ist? Nein. Der Esser wiegt sich durch die „Deklarationspflicht" nur in falscher Sicherheit, falls dort etwa nur „Salz" steht. Denn die enthaltenen Rohstoffe (Milch, Fleisch) bringen ihr Quantum an Jod über das Viehfutter bereits mit – ohne dass dies in irgendeiner Form auf dem Etikett ersichtlich wäre. So etwas heißt im Klartext Etikettenschwindel. Man kann es auch als schmutzigen Trick oder Augenwischerei bezeichnen. Solche praktischen Schikanen – über die sich zuvor offenbar niemand überhaupt auch nur einen Gedanken gemacht hatte – offengelegt zu haben, ist ein geradezu unschätzbares Verdienst der Autorin.

Auswüchse einer gründlich verirrten Ernährungs-Beratung (oder besser – Bevormundung) und einer unsäglich schlecht beratenen Politik endlich zu korrigieren. Die Chancen stehen besser als in den Jahren „vor Braunschweig-Pauli". Denn das Dogma wankt. Wie das vorliegende Buch zeigt, tauchen immer mehr harte Fakten, wissenschaftliche Beobachtungen auf, die die Befürworter der Zwangsjodierung in arge Argumentationsnot bringen.

Was aber, wenn die Behörden weiterhin stur bleiben und meinen: „Uns geht's Jod" (so der Slogan der Kampagne)? Dies ist allein schon deshalb wahrscheinlich, weil sich ansonsten unabsehbare Folgen im Hinblick auf die Haftung für entstandene Gesundheitsschäden ergeben, vor allem für die Erzeuger entsprechender Lebensmittel. Ist der Einzelne gegenüber der „großen Politik", den Vorurteilen der Wissenschaft, der mächtigen Lebensmittelindustrie und dem nicht weniger einflussreichen „medizinisch-pharmazeutischen Komplex" wehrlos?

Dagmar Braunschweig-Pauli zeigte, dass dies nicht so ist, nicht so sein muss (siehe auch Adress-Anhang).

Die Lawine der Diskussionen und kritischen Stimmen ist losgetreten, und die Beschäftigung mit den Risiken ergab auch Strategien, die den betroffenen Menschen Hilfe versprechen. Zumindest können sie vielen Fußangeln und Fallstricken aus dem Weg gehen, in denen sie sich ohne eine solche ungeschminkte Aufklärung unweigerlich – schmerzhaft – verfangen würden.

Seien Sie also auf der Hut – und informieren Sie sich gut und gründlich. Einen Beitrag dazu und eine sichere Orientierung im Irrgarten der falschen (wissenschaftlichen) Voraussetzungen, Versprechungen und (amtlichen) Beschwichtigungen will und vermag das vorliegende Buch in geradezu vorbildlicher Weise zu vermitteln.

Norbert Messing, Verlag Ganzheitliche Gesundheit, Bad Schönborn, im Juni 2002

Einleitung

„Das große Problem ist, dass sich der Staat aus der Fürsorge für das gesundheitliche Wohl der Verbraucher weitgehend zurückgezogen hat".

Hans-Ulrich Grimm, Journalist und Buchautor, in einem Interview aus dem Juni 2002

Die vorliegende Schrift befasst sich mit den bisher wenig bekannt gewordenen Gesundheitsschädigungen, die durch die Jodierung der Lebensmittel ausgelöst werden. Denn tatsächlich gibt es sie. Und zwar genauso massenhaft, wie der Wiesbadener Schilddrüsenspezialist Professor Pfannenstiel vorausgesagt hat, als er von der „**Massenenttarnung** in den Anfängen kollektiver Jodversorgung" sprach. (Nichts Gutes im Schilde, S.152)

Obwohl zur Zeit nichts aktueller zu sein scheint als der informierte Patient (8. Round-Table-Gespräch des Verbandes Forschender Arzneimittelhersteller am 19. April 2002 in Berlin zum Thema „Der informierte Patient – Perspektiven der Patienteninformation via Internet") und Verbraucherschutz und Lebensmittelsicherheit (Podiumsdiskussion der Arbeitsgemeinschaft für Wirkstoffe in der Tierernährung e.V. am 25. April 2002 in Potsdam zum Thema „Verbraucherschutz und Lebensmittelsicherheit – Anspruch und Wirklichkeit"), wird im folgenden deutlich, dass wir in Deutschland nichts weniger haben als informierte Patienten, und dass bei uns nichts mehr im Argen liegt als der Verbraucherschutz und die Lebensmittelsicherheit (vgl. die weiter unten aufgeführten Statements).

Denn nach wie vor wird die wenig bekannt gewordene Problematik der Jodierung unserer Lebensmittel offiziell mit Schweigen übergangen, und es erscheinen immer wieder Artikel von anerkannten Experten, die den Verbrauchern die Unschädlichkeit des Jodes garantieren.

In der Deutschen Bäckerzeitung (dem Verbandsorgan der Bäckerinnungs-Verbände Rheinland, Westfalen-Lippe, Berlin-Brandenburg, Hamburg, Schleswig-Holstein, Mecklenburg-Vorpommern

Verweise auf Quellen/Literatur erscheinen direkt im Text in Klammern und beschließen den jeweiligen Satz/Abschnitt. Dies ist übersichtlicher als wenn die Anmerkungen am Seiten- oder Buchende als Fußnoten aufgeführt würden. Durch die hier gewählte Vorgehensweise bleibt der Lesefluss besser erhalten.

und Niedersachen/Bremen) wird in der April-Ausgabe 2002 im Artikel „Jodmangel – ein Defizit mit Folgen" der Arbeitskreis Jodmangel wie folgt zitiert: „Denn mit Jodsalz hergestellte Speisen und Lebensmittel sind weder schädlich noch lösen sie allergische Reaktionen aus."

Im „Bäckermeister", dem aktuellen Fachorgan für den handwerklichen Unternehmer im Backgewerbe, erschien ebenfalls im April 2002 ein Pro-Jod-Artikel („Wenn Salz, dann Jodsalz"), in dem der Münchner Internist und Sprecher des Arbeitskreises Jodmangel, Prof. Dr. Peter Scriba, in für einen Mediziner bedenklicher Einseitigkeit verkündet, dass „ein gesundheitliches Risiko" nicht mit der Jodierung verbunden sei. „Mit Jodsalz hergestellte Speisen und Lebensmittel können von allen Menschen gleichermaßen zu sich genommen werden, auch von denjenigen, die bereits unter einer Fehlfunktion der Schilddrüse leiden."

Diese „Information" ist von einer medizinisch verantwortbaren, wissenschaftlich fundierten Information über die tatsächlich bekannten Jodschäden weit entfernt, und im Gegenteil werden durch sie die Patienten zu ihrem Schaden desinformiert.

Diejenigen Informationen, die die Patienten aber zu ihrer ihnen zustehenden Information über die Risiken und Nebenwirkungen der Jodierung brauchen, erhalten Sie im folgenden Text, der die gravierenden, in medizinischen Fachorganen aufgeführten, durch Jod ausgelösten Akut – und Langzeitschäden in verständlicher Weise behandelt.

Außerdem erfahren Sie endlich, seit wann und auf welche Weise die gegenwärtige, zum Teil heimliche Jodprophylaxe bei uns eingeschleust worden ist.

Schließlich: die Jodprophylaxe ist auch vorbereitender Katastrophenschutz, und Jod gibt es inzwischen auch als Recyclingprodukt.

1. Die „Jodprophylaxe"

Seit über 10 Jahren erfahren wir von den Verantwortlichen unserer Gesundheitspolitik, und dem wird auch in den meisten Medien nicht widersprochen, dass wir zusätzlich Jod zu uns nehmen müssten, um eine Kropfbildung zu verhindern, weil wir ein Jodmangelgebiet seien, und dass diese zusätzlichen Jodmengen kein Gesundheitsrisiko bedeuteten.

Man hatte sich in Sachen Jod für eine Politik entschieden, in der nur die – angeblichen – Vorzüge einer Jodierung dargestellt wurden. Kritische Gegenstimmen waren nicht gefragt, sie waren auch nicht erwünscht, weil sie den reibungslosen Ablauf der sogenannten, „flächendeckenden Jodierung" nur verzögert oder gar verhindert hätten.

Es bewährt sich aber nicht, einen so problematischen Sachverhalt wie die Wirkung des Jodes auf den menschlichen Organismus vereinfacht und folglich einseitig darzustellen, nur um eine bestimmte politische Maßnahme ohne Gegenwind durchzudrücken.

Die Auswirkungen derjenigen Probleme, die man glaubt im Griff zu haben, indem man sie einfach verschweigt, werfen jede noch so perfekt ausgeklügelte Strategie über den Haufen.

Der Philosoph Th. Adorno sagt: „Es gibt kein Richtiges im Falschen."

Der Philosoph Th. Adorno sagt: „Es gibt kein Richtiges im Falschen."

Auf den behördlichen, gesetzgeberischen Umgang mit der Jodprophylaxe bezogen bedeutet das, dass keine „Gesundheits-" Politik diesen Namen verdient, die Maßnahmen durchsetzt, die gleichzeitig Menschen krank machen.

Deswegen ist die Geschichte der Jodprophylaxe – nicht nur in Deutschland – auch eine Geschichte von Krankheiten, die erst durch Jod ausgelöst oder verschlimmert werden.

Kleine Chronologie einer (un-) heimlichen Kampagne

1. Teil

Die Geschichte der gegenwärtig in Deutschland praktizierten sogenannten Jodprophylaxe beginnt bereits **1981**. Von den meisten Bürgern unbemerkt blieb damals die Streichung des Aufdruckes **„nur bei ärztlich festgestelltem Jodmangel"** auf Jod-Salzverpackungen.

Im Jahre **1984** wird der „Arbeitskreis Jodmangel gegründet , der von nun an eine „forcierte Aufklärungs – und Öffentlichkeitsarbeit" betreibt und für „Initiativen auf gesetzgeberischer Ebene" sorgt.

Auch zu diesem Zeitpunkt bleibt die Bevölkerung, die von den allmählich eingeleiteten Maßnahmen bald unmittelbar betroffen sein wird, weitgehend ahnungslos.

Das ändert sich fünf Jahre später. **1989** haben sich Argumente, Vorgehensweise und Zielsetzung der Jodbefürworter geklärt. Nachdem sich auf Initiative des damaligen Bundesgesundheitsamtes Vertreter der Ernährungsmedizin, Endokrinologen und Radiologen, Vertreter der Ärzteschaft, Verbraucherverbände, Krankenkassen und Lebensmittelwirtschaft zusammengefunden hatten, war die Taktik klar. Man hatte sich darauf geeinigt, eine **uneingeschränkt positiv formulierte Jodkampagne zu starten, um eine durchschlagende Akzeptanz für die ausschließliche Verwendung von Jodsalz und jodierten Produkten in der Bevölkerung zu erreichen.**

Es dürfte wenig Werbekampagnen geben, die so erfolgreich waren wie diese.

Die Jodkampagne, ausgerichtet auf einseitige Information, in der aber auch von Anfang an vor den Kritikern an der Jodierung gewarnt wurde – immerhin rechnete man doch auch mit einigen Menschen, die sich informieren und dann Bescheid wissen würden – , hatte einen flächendeckenden Erfolg!

Denn wer kennt nicht das Schlagwort vom Jodmangelgebiet, oder dass die Eiszeit das Jod aus den Böden gewaschen haben soll?

Dabei hat die **Eiszeit im Gegenteil die Böden angereichert**, und nicht ausgewaschen.

Das Bundesumweltamt hatte schon 1994 in seinem Jahresbericht zum Thema Wasser das sogenannte „Jodmangelgebiet Deutschland" in Zweifel gezogen. Es gab Beobachtungen, „dass in Strumagebieten keineswegs regelmäßig ein Jodmangel vorliegt und eine verbesserte

Jodversorgung die endemische Struma nicht zum Verschwinden bringt". Man hatte schon vor 40 Jahren „Beziehungen zwischen hohem Nitratgehalt des Trinkwassers und endemischem Kropf" erkannt. „Der Mechanismus beruht auf einer Konkurrenz zwischen Jod und Nitrat zugunsten der Nitrataufnahme, so dass daraus ein Jodmangel resultiert." (in: Jahresbericht des Bundesumweltamtes für 1994, zum Thema Wasser, S. 197: „Deutschland – ein Jodmangelgebiet wird vom Bundesumweltamt in Zweifel gezogen.")

In der Forschungsstelle Bad Elster wurde außerdem festgestellt, dass Huminsäure im Wasser etwa die Hälfte der täglichen Jodaufnahme bindet, und zu Unterfunktionsstörungen der Schilddrüse führt.

Schließlich veröffentlichte der Münchner Endokrinologe Prof. Haubold die Boabachtungen eines schottischen Kollegen, der entdeckt hatte, dass Vitamin-A-freie Ernährung das Jod-Bindungs – und Verarbeitungsvermögen der Schilddrüse hemmt, so dass es recht schnell zu einem Jodmangel kommt.

Beim Stichwort „Jod" kommt die Antwort wie aus der Pistole geschossen: „Jod ist gesund für die Schilddrüse".

Das ist das, was angekommen ist, und was haften bleibt.

Dabei stimmt das gar nicht.

Um kein Missverständnis aufkommen zu lassen: unbestritten ist dieses Spurenelement lebensnotwendig! Aber, wie der Name schon sagt, eben in **Spuren**, und nicht in **Massen**, so wie es seit über 7 Jahren in fast sämtlichen Lebensmitteln enthalten ist.

Die Schilddrüsenspezialisten, durch die Bank Jodbefürworter, wissen das natürlich.

Ich zitiere Prof. Bauch, der 1996 auf einem Kongress sagte: „Wenn man diesen Leuten", gemeint sind Patienten mit latenter Überfunktion, „sagt, dass sie bedenkenlos Jodsalz nehmen können, kann man ihnen aber auch versichern, dass es ihnen wenig bringt." (14. Wiesbadener. Schilddrüsengespräch, 1996, S. 46)

Der schon erwähnte Prof. Pfannenstiel sagte auf demselben Kongress: „**Mythos** ist, dass jede Struma in jedem Lebensalter erfolgreich mit Jodid...behandelt werden kann." Und „**Mythos** ist, dass jede Schilddrüsenvergrößerung Folge eines Jodmangels in der Nahrung ist". (a.a.O.,S.9/10)

Fazit: Wenn bei einzelnen Menschen tatsächlich ein Jodmangel existiert, dann ist er durch Überdüngung, Huminsäure und Vitamin-A-Mangel künstlich erzeugt. Zusätzliche Jodaufnahmen, wie sie uns inzwischen aufgezwungen werden, ändern daran überhaupt nichts. Ändern kann man diesen Jodmangel nur dadurch, dass mit der Überdüngung der Böden aufgehört wird, dass die Huminsäure im Wasser reduziert wird, und dass wir unsere Ernährung so abwechslungsreich gestalten können, dass immer Vitamin-A dabei ist. Dann sind die Bedingungen erfüllt, die die Schilddrüse in die Lage versetzen, mit der natürlicherweise vorhandenen Jodmenge auszukommen. Deutschland ist ein Land mit wohl den meisten jodhaltigen Heilquellen, von Bad Aachen bis Bad Tölz. Unter den 50 bayerischen Kurorten sind allein 10 ausgewiesene Jodbäder, davon 7 im Voralpenland – von Jodmangelgebiet kann man da eigentlich nicht sprechen, nicht wahr?

Überhaupt kann ich Ihnen die wissenschaftlichen Veröffentlichungen der Jodbefürworter empfehlen. Ebenso die Schriften des Bundesgesundheitsamtes Berlin, die veröffentlichten Referate der Wiesbadener Schilddrüsengespräche, sowie die veröffentlichten Forschungsergebnisse der Pharmafirma Merck/Darmstadt.

Nirgendwo werden Sie die gesundheitlichen Probleme, die durch Jod ausgelöst werden, so vollständig zusammengestellt finden.

Allerdings führte das Wissen über die Jodschädigungen nicht dazu, die angestrebte Jodierung kritisch zu beurteilen, sondern die Spezialisten, die über die Jodprobleme veröffentlichten und sie im Kollegenkreis diskutierten, sind trotzdem für die Jodprophylaxe.

Das erklärt, warum andere kritische Stimmen, die auf die gesundheitlichen Schäden durch Jod hinwiesen, gezielt isoliert wurden.

Ich zitiere den Veterinär Professor Großklaus vom damaligen Bundesinstitut für gesundheitlichen Verbraucherschutz und Veterinärmedizin in Berlin: „Vorbehalte, die bei einigen Verbrauchern einschließlich Ärzten gegen eine weitere Förderung der Verwendung von jodiertem Speisesalz bestehen, insbesondere die Gefahr einer jodinduzierten Hyperthyreose unter Berücksichtigung der Autonomie der Schilddrüse und des Morbus Basedow sowie die Frage der Jodallergien bzw. jodinduzierten Hautveränderungen im Zusammenhang mit jodiertem Salz wurden von Experten eindeutig verneint und differenziert dargestellt." (Zusammenfassung des Rundtischgespräches anlässlich des Symposiums des Bundesgesundheitsamtes 1994 in Berlin, in: bga-Schriften 3/94, S. 6)

Auf welche Weise die genannten Experten die erwähnten Vorbehalte verneinten und differenziert darstellten, habe ich in meinem Buch: „Jod-Krank, der Jahrhundertirrtum" wiedergegeben, so wie es mir vom Oberarzt eines Krankenhauses gesagt worden war: **„Wir haben Anweisung, keine Patienten mehr vor Jod zu warnen, auch die Patienten mit Überfunktion, heißen Knoten und Morbus Basedow nicht."** (S. 7)

Das Bundesinstitut für gesundheitlichen Verbraucherschutz und Veterinärmedizin in Berlin heißt ab 1.5. 2002 übrigens Bundesamt für Risikobewertung (BfR).

Es stellt sich nun die Frage, ob die, wie der neue Name sagt, bevorzugt vorzunehmende **Risikobewertung** genauso gehandhabt wird wie vorher der Verbraucherschutz. Die Verbraucher, die nämlich durch die Jodierung geschädigt worden sind, und deren Jodschädigungen von Vertretern dieses Amtes glatt abgestritten wurden, hatten nicht den Eindruck, dass das Amt diejenige Aufnahme wahrnahm, die es laut Bezeichnung hätte wahrnehmen müssen: nämlich den **Schutz** der Verbraucher.

Aber weiter in der Geschichte der Jodierung, die immer tiefere Wurzeln in unserer Ernährung schlug.

Kleine Chronologie einer (un-) heimlichen Kampagne

2. Teil | Ab 1989 galt Jodsalz schließlich nicht länger als Diätlebensmittel, sondern als Lebensmittel des allgemeinen Verzehrs.

Es wurde nun in der Lebensmittelherstellung, in der Gastronomie und Gemeinschaftsverpflegung, auch in Krankenhäusern und Altenheimen eingesetzt.

Und das, obwohl der Jodbefürworter Professor Rainer Hehrmann vom Diakonissenkrankenhaus (Stuttgart) in seinem Buch „Schilddrüsenerkrankungen, Ursachen, Erkennung, Verhütung und Behandlung" (Stuttgart 1995, S. 115) deutlich schreibt, dass „der gesteigerte Stoffwechsel bei Patienten mit Schilddrüsenüberfunktion auch das Skelettsystem, d.h. die Knochen" betrifft. „Es entwickelt sich ein höherer Knochenumsatz und damit auch die Gefahr eines beschleunigten Knochenabbaus. Dies ist bei lange bestehender Schilddrüsenüberfunktion eindeutig erwiesen und führt zu einer besonderen Form des Knochenschwundes." Prof. Bauch weist auf dem bereits erwähnten Kongress 1996 darauf hin, dass vor allem „die Behandlung der Struma beim älteren Patienten sehr zurückhaltend erfolgen" solle wegen der Gefahr einer Osteoporose-Entwicklung. (a.a.O., S. 35/37)

Mit anderen Worten: **ältere Menschen sind durch die Jodierung zusätzlich osteoporosegefährdet.** Sie dürften keine zusätzlich jodierten Lebensmittel bekommen.

Aber suchen Sie einmal in Deutschland ein Altenheim, in dem nicht jodiert würde, und in dem es keine jodierten Lebensmittel gäbe.

Das werden Sie nicht finden.

Außerdem ist das bei der gegenwärtigen Situation, in der nahezu alle

Lebensmittel jodiert sind, gar nicht mehr zu machen – es sei denn, die entsprechenden Köche kaufen nach der Lebensmittelliste mit noch unjodierten Lebensmitteln ein, die mein Mann und ich für die Jodgeschädigten zusammengestellt haben.

Auch Säuglingsmilch und Säuglingsbreinahrung wurden zu Beginn der 90er Jahre jodiert.

Später entfiel die Deklarationspflicht für unverpackte Lebensmittel – z. B. Brot und Backwaren, Wurst etc.

Kleine Chronologie einer (un-) heimlichen Kampagne

Dann folgte der wirkungsvollste Schritt zur totalen Jodierung, den selbst der Arbeitskreis Jodmangel nicht unter die, wie er schreibt „Meilensteine auf dem Weg zu einer besseren Jodversorgung" einreiht.

Über ihn ist bis jetzt eisern geschwiegen worden.

Ich meine die Jodierung der Mineralfuttergemische fürs Vieh, auch für Geflügel, die seit 1995 generell durchgezogen wird.

Professor Bauch nannte die Problematik dieser Maßnahme, er sagte 1996: „Im Moment streben die Tierernährer eine Regulierung der gesetzlichen Grundlagen an, indem ein oberes Limit für die Jodierung der Mineralstoffgemische eingeführt wird, da bei zu hohen Jodzufuhren einerseits Hypothyreosen bei Tieren auftreten können, und andererseits die Jodzufuhr mit tierischen Nahrungsmitteln" – beim Menschen – „unkontrolliert zu hoch sein kann." (a.a.O., S. 25)

3. Teil

Genau das ist aber passiert!

Die über das **Futter** in die Tiere gelangten **Jodmengen** sind absolut **aus dem Ruder gelaufen!** Denn die tierischen Produkte wie Milch, Sahne, Quark, Joghurt, Fleisch und Eier, sind offensichtlich so jodhaltig, dass immer mehr Menschen – auch schilddrüsengesunde! – mit gravierenden Krankheitsschüben reagieren, wenn sie deutsche Fleisch – und Milchprodukte gegessen haben.

Bereits 1984/85 betrug der Jahresmittelwert von Jod in Sammelmilch in der Bundesrepublik in Süddeutschland 80-100 Mikrogramm/l. (A. Wiechen, Institut für Chemie und Physik der Bundesanstalt für Milchforschung, Kiel: „Der Jodgehalt von Sammelmilch in der

Bundesrepublik Deutschland in den Jahren 1984 und 1985" in: Ernährungs-Umschau 33 (1986), Heft 9, S. 271-274.) Danach wäre allein über den Verzehr von Milchprodukten eine ausreichende Jodversorgung gewährleistet, folgt man den Angaben der WHO, die davon ausgeht, dass erst weniger als 50 Mikrogramm Jod täglich zu einer Unterversorgung mit Jod und den daraus resultierenden Gesundheitsschäden führt.

Nach der Anhebung der Jodmengen in Mineralfuttergemischen fürs Vieh nach 1995 erreichten die Jodgehalte in bayerischer Milch aber Maximalwerte von bis zu 298 Mikrogramm/l.
(U.Preiß u.a.: „Der Jodgehalt der bayerischen Konsummilch", in: Zeitschrift für Ernährungswissenschaft, Bd. 36, Heft 3, 1997, S. 220-224.)

Damit ist der für Heranwachsende und Erwachsene geschätzte Tagesbedarf von 200 Mikrogramm Jod schon allein durch den Verzehr von Milchprodukten weit überschritten.

Für Kleinkinder, deren täglicher Jodbedarf von der Deutschen Gesellschaft für Ernährung auf ca. 120 Mikrogramm Jod geschätzt wird, befinden sich damit deutsche Milchprodukte mit ihrem extrem hohen Jodgehalt geradezu im toxischen Bereich.

Und wer Jod sowieso nicht verträgt, der ist durch die Jodierung der tierischen Produkte praktisch vollständig aus der wie auch immer gearteten Ernährung ausgeklinkt.

2. Aushebelung des Freiwilligkeitsprinzips

Hier ist übrigens auch der Punkt erreicht, wo durch die Jodierung eine unausweichliche Zwangsmedikation vorgenommen wird, die das im Grundgesetz verankerte Freiwilligkeitsprinzip aushebelt. Denn kein Mensch, der aus gesundheitlichen Gründen dem Jod ausweichen muss, kann ihm mehr ausweichen. Das ist eine eindeutige Verletzung des Grundgesetzes, gegen die juristisch vorgegangen werden kann.

Des weiteren wird unter dem Deckmäntelchen einer medizinischen Vorsorgemaßnahme durch die aufgezwungenen akuten Jodschäden Gewalt gegen die Bürger ausgeübt.

Gaby Kaczmarczyk, Professorin für experimentelle Medizin an der Berliner Charité, dem Universitätsklinikum der Humboldt-Universität, sagt zum Thema Gewalt und Gesundheit: „Es muss klar sein, dass die Verletzung der Menschenwürde" durch Gewalt „ein schwerwiegender Angriff auf die Gesundheit ist. Das gegenwärtige Gesundheitssystem, so es denn diese Gewaltfolgen erkennen kann, unterschätzt diese weitgehend. Es ist notwendig, Gewaltverhältnisse aus der gesellschaftlichen Tabu-Zone
herauszuholen und öffentlich zu thematisieren. Es muss klar werden, dass es sich nicht um individuelle Schicksalsschläge, sondern um ein gesellschaftliches Problem von politischer Dimension handelt." (Prof. Kaczmarczyk: „Frauengesundheit. Männergesundheit", in: Zukünfte, Zeitschrift für Zukunftsgestaltung & vernetztes Denken, Berlin 2000, S. 43/44)

3. Zwangsjodierung bedeutet Folter

Tatsächlich erfüllt die Zwangsjodierung meiner Meinung nach den Tatbestand der Folter, wie er in der Charta der Menschenrechte der UNO am 10. Dezember 1948 verboten wurde, um eine Wiederholung der in Nazideutschland praktizierten medizinischen Grausamkeiten ein für alle Male unmöglich zu machen: „Art. 5: Verbot der Folter: Niemand darf der Folter oder grausamer, unmenschlicher oder erniedrigender Behandlung oder Strafe unterworfen werden."

„Art. 25: Anspruch auf soziale Fürsorge: Jeder Mensch hat Anspruch auf eine Lebenshaltung, die seine und seiner Familie Gesundheit und Wohlbefinden, einschließlich Nahrung, Kleidung, Wohnung, ärztliche Betreuung und den notwendigen Leistungen der sozialen Fürsorge, gewährleistet."

Am 4. Juni 2000 verabschiedete das „Gesundheitsparlament", initiiert von Dr. Ellis Huber, dem ehemaligen Präsidenten der Berliner Ärztekammer, die „Berliner Charta für ein soziales Gesundheitswesen".

Unter Punkt 6 wird „Gesundheit für den einzelnen Menschen und die gesamte Bevölkerung" gefordert: „Gesundheit wird von Menschen in ihrer alltäglichen Umwelt geschaffen und gelebt: dort, wo sie spielen, lernen, arbeiten und lieben. Gesundheit entsteht dadurch, dass man sich um sich selbst und für andere sorgt, dass man in die Lage versetzt ist, selber Entscheidungen zu fällen und eine Kontrolle über die eigenen Lebensumstände auszuüben sowie dadurch, dass die Gesellschaft, in der man lebt, Bedingungen herstellt, die all ihren Bürgern Gesundheit ermöglichen.

Gesundheit ist eine zentrale gesellschaftliche Ressource und auch Maßstab für den gesellschaftlichen Fortschritt." („Gesundheitsparlament: Gesundsein im 21. Jahrhundert", in: Zukünfte, Berlin Sommer 2000, S. 71/72.)

Die Berliner Charta fordert all das, was durch die Jodierung der Lebensmittel zerstört worden ist: Unsere Gesundheitspolitik der Jodierung hat nämlich dazu geführt, dass niemand mehr die Kontrolle darüber hat, ob er sich zusätzlich Jod zuführen will oder nicht.

Unsere Gesellschaft hat durch die Jodierung Bedingungen hergestellt, die die Gesundheit der Bürger nicht ermöglicht, sondern sie zerstört.

Die Stimmung in der Bevölkerung ist durch die aufpeitschende Jodkampagne: „Verlangen Sie immer jodierte Produkte... Wer die Jodierung kritisiert, handelt unverantwortlich..." aggressiv gegen diejenigen geworden, die Jod in Lebensmitteln – aus welchen Gründen auch immer, das steht jedem ja frei – ablehnen.

Die Jodierung hat die „gesellschaftliche Ressource" Gesundheit in unserem Lande – wie wir gleich sehen werden – auf ein Minimum schrumpfen lassen. Das sieht für den, laut Berliner Charta, Maßstab unseres gesellschaftlichen Fortschritts nicht gut aus, finden sie nicht auch?

Etwas mehr Einfühlungsvermögen bitte!

- Können Sie sich das vorstellen, wie man sich als Mensch fühlt, der in seinem eigenen Land gar nichts mehr zu essen findet?
- Kein Brot, keine Milch, keinen Joghurt, keinen Quark, keine Butter, kein Fleisch, keine Eier, kein Gemüse, keine Kräuter, keine Kartoffeln?
- Denn über die Düngung der Felder mit dem inzwischen jodhaltigen Dung bzw. Gülle sind auch Feldfrüchte, die im und auf dem Boden wachsen, künstlich jodiert.
- Können Sie sich vorstellen ‚wie man sich als Mensch fühlt, der, egal wo er sich im Lande befindet, nichts mehr essen kann?
- In keinem Restaurant, nicht im Zug, nicht bei Freunden, nirgendwo?
- Können Sie sich vorstellen, dass es diesen so total ausgegrenzten Menschen möglich ist, sich froh und unbeschwert, voller Lebensfreude zu benehmen, so, als wären sie nicht im eigenen Lande zum Verhungern verdammt?

Ein Betroffener fiel immer in Ohnmacht und hatte lebensbedrohliche Herzrhythmusstörungen, wobei er auch einmal die Treppe hinunterstürzte, wenn er Joghurt, wohlbemerkt deutschen Joghurt, gegessen hatte. Der herbeigerufene Notarzt sagte vorwurfsvoll zu ihm: „Das dürfen Sie aber nicht mehr machen!" – „Was soll ich denn nicht machen," antwortete der Notfallpatient empört , „ich habe nichts anderes getan als einen Joghurt zu essen!"

Dieser Betroffene sah kurz darauf zufällig die „brisant" – Sendung über meine SHG und über die Jodproblematik. Ich stehe da in einem Supermarkt vor dem Kühlregal und sage: „Diese Produkte sind alle jodiert, obwohl es nicht draufsteht, weil das Futter bereits jodiert ist."

Die Sendung war noch nicht zuende, da hatte der Herr schon bei mir angerufen, weil ihm ein ganzer Kronleuchter aufgegangen war. Er hatte nämlich nun begriffen, warum er immer nach dem Genuss von deutschem Joghurt umfiel und so fürchterliche Herzbeschwerden hatte.

„Wissen Sie was?" sagte er aufgebracht, „**wir werden flächendeckend verscheißert!**"

> ## Kleine Chronologie einer (un-) heimlichen Kampagne
>
> **4. Teil** Schließlich war 1996 der Höhepunkt der Jodkampagne erreicht.
>
> Das Jodsiegel – Insider nennen es „Persilschein" – wurde durch die Bundeszentrale für gesundheitliche Aufklärung (BzgA) eingeführt. Jeder kennt ja inzwischen den runden Aufdruck „Gesünder mit Jodsalz".
>
> Die einzelnen Maßnahmen zur Steigerung des Jodkonsums von 1981 an werden vom Arbeitskreis Jodmangel als die „Meilensteine auf dem Weg zu einer besseren Jodversorgung" bezeichnet (in: Fakten zur Jodversorgung in Deutschland, April 1997, S.1v)

Schaut man sich dagegen die Entwicklung bestimmter Krankheiten an, die durch Jod ausgelöst oder begünstigt werden, und erkennt man die **seelische und körperliche Qual**, die Menschen dadurch zugefügt wird, so finde ich, dass das eher die „**Pflastersteine zur Hölle**" von lebenslangen, meist sogar lebensbedrohlichen Krankheiten gewesen sind.

Jeder Mensch hat seinen eigenen, individuellen, von anderen Menschen völlig unterschiedlichen Jodbedarf. Deshalb gibt es auch keinen normierten Jodbedarf, wie immer in den offiziellen Tabellen zur Jodversorgung angegeben wird.

Niemand weiß also, ob er zu den Menschen gehört, die einen höheren oder niedrigeren Jodbedarf haben, ehe er nicht unter der gegenwärtigen hohen Jodzufuhr durch zuviel Jod krank geworden ist. Und dann weiß er möglicherweise immer noch nicht, warum er krank geworden ist, weil die durch Jod ausgelösten Krankheiten im Zeichen der „flächendeckenden Jodierung" oft nicht mehr diagnostiziert werden.

Die Methode, die Jodierung nur positiv darzustellen, und gleichzeitig dafür zu sorgen, dass nahezu alle Lebensmittel in Deutschland jodiert werden, hat für die Betroffenen, die kein Jod vertragen, ihm aber auch nicht mehr ausweichen können, und dadurch noch kränker oder erstmalig krank werden, zu einer **ghettohaften Situation** geführt.

Diese Menschen geraten nicht nur in eine verzweifelte Ernährungssituation – denn wie soll man **leben, arbeiten, seine Familie** versorgen, gesund bleiben, wenn die tägliche **Nahrung** einen **krank macht?**

Diesen Menschen, die auf ihr **Notlage** aufmerksam machten, wird oft nicht geglaubt. Familienangehörige, leider auch Ehepartner (– Jodgeschädigte haben nach dem Ausbruch ihrer Krankheit, die sie **total isoliert**, eine **hohe Scheidungsrate** –) Freunde, Bekannte, Arbeitskollegen, Ärzte oder Journalisten sind oft nicht bereit, ihnen zuzuhören.

Und wenn sie sich über ihre ausweglose Ernährungslage beschweren, reagieren Viele aus ihrer Umgebung oft ungeduldig oder abweisend: „Mensch, kannst Du dieses Scheißthema nicht mal abschalten?"

Jod ist gesund. Und nichts anderes. Das sitzt fest in allen Köpfen wie Franzosenknöpfe.

Können Sie sich vorstellen, wie lange ein einziger Tag ist, wenn man nicht weiß, was man als nächste Mahlzeit essen kann, ohne umzufallen, ohne Herzrasen , ohne juckende Hautauschläge oder Furunkel, ohne Schweißausbrüche, zittrige Hände und Knie, Schlafstörungen und Angstattacken zu bekommen?

Der tägliche Speiseplan einer Betroffenen, die das Pech hat, auch noch **Zöliakie** zu haben – wobei **Jod** übrigens auch **strikt vermieden** werden muss – sieht so aus:

- Zum **Frühstück:** Spanische Kohlrabi mit Reis und Dubliner Käse
- Zum **Mittagessen:** Spanische Kohlrabi mit Reis und neuseeländischem Lammfleisch
- Zum **Abendessen:** Spanische Kohlrabi mit Reis und Dubliner Käse

Das isst die Dame, die allerdings dank dieser rabiaten Zwangsdiät eine wundervoll schlanke Figur hat, seit 7 Jahren.

Täglich.

Versuchen Sie sich nun einmal vorzustellen, wie unendlich quälend für die Betroffenen die letzten 7 Jahre einer derart totalen Jodierung gewesen sein müssen.

4. Spezialisten über Jodschäden

Der erste Schilddrüsenspezialist, der den Mut hatte, diesem Schweigen öffentlich die Wahrheit entgegenzusetzen, ist der Berliner Endokrinologe Prof. Dr. Jürgen Hengstmann vom dortigen Urban-Krankenhaus. Er äußerte sich bereits 1998 in einer „brisant" Sendung (des mdr) darüber, dass etwa 10-15% der Bevölkerung unter der Hochjodierung leiden, sie würden Morbus Basedow oder Unterfunktion bekommen, die sie ohne Jodierung nie bekommen hätten.

In der gerade erschienenen Oster-Ausgabe des größten Schweizer Gesundheitsmagazins „Pulstipp" wird Professor Hengstmann wieder zitiert: „Täglich etwa 300 Mikrogramm Jod – über die Nahrung eingenommen – können eine Überfunktion der Schilddrüse auslösen." Weiter stellt er fest, dass bei **Kindern im Pubertätsalter** die Möglichkeit bestehe, dass sich die Struktur der Schilddrüse verändert. „Dies kann **später** im Leben **Schilddrüsen-Krankheiten begünstigen.**" (in: Pulstipp, Das Schweizer Gesundheitsmagazin, Nr.4, April 2002, S.4/5: „Künstliches Jod im Essen fordert Opfer.")

Im selben Schweizer Magazin äußert sich auch die deutsche Medizinerin Dr. Elisabetha Weigelt (Uniklinik Heidelberg) kritisch. Sie findet es „höchst fragwürdig und bedenklich", Jod in erhöhten Dosen der gesamten Bevölkerung über die Nahrung zu verabreichen: „**Die Jodierung grenzt an Körperverletzung.**" (a.a.O.,S.5)

Mit seinem Artikel: „Künstliches Jod im Essen fordert Opfer. Behörden verordnen Jod im Übermaß: Jetzt reagieren immer mehr Menschen in der Schweiz mit Allergien" setzt der Schweizer Journalist Thomas Grether die dringend nötige Aufklärungsarbeit über die Jodschäden fort, die im vergangenen Jahr bereits von dem Schweizer Gesundheitsmagazins „natürlich" eingeleitet worden war.

Thomas Grethers Artikel basiert auf gründlicher Recherche, und so ist er das **jüngste Dokument** einer eigentlich **unglaublichen Situation:** weil sich Politiker in den Kopf gesetzt haben, **per Gesetz** mit einem bestimmten Stoff eine angeblich allgemeine Krankheit in der Bevölkerung zu dezimieren, werden Menschen, die dieses aufgezwungene Medikament im Essen aber nicht vertragen, **eiskalt krank gemacht**. Und nicht einfach so mit kleinen Wehwechen.

Thomas Grether schreibt: „Ostern ist kein Fest für Jod-Allergiker: ein Ei enthält bis zu 26 Mikrogramm Jod. Dies kann Beschwerden wie **Herzrasen, Akne** und übermäßiges **Schwitzen** auslösen. ...In Eiern, Käse, Milch, Fleisch, Tiefkühl-Lasagne und Brot steckt künstlich zugesetztes Jod. Die Behörden haben das durchgesetzt. Doch manche Menschen macht das krank: Jod in Nahrungsmitteln verursacht bei ihnen Akne, Herzrasen und **Schlaflosigkeit**...Tatsache ist: Kühe, Rinder, Kälber und Schweine fressen täglich **jodiertes Kraftfutter** und – zusätzlich – **jodierte Nährsalze**. Einen Teil scheiden die Tiere über den Urin aus. Eine bedeutende Menge Jod allerdings landet in der Milch, die wir trinken. Und im Fleisch, das wir essen...". **Jodierte Speisen** führen bei manchen Menschen zu einer Überfunktion mit den Symptomen wie **Herzrasen, Herzklopfen, Schlaflosigkeit, Heißhunger, übermäßiges Schwitzen erhöhtem Blutdruck und Zittern**.

Grether: „Jodierte Nahrungsmittel können Basedow auslösen. Ähnliche Symptome" – wie die oben aufgezählten – „verursacht **Morbus Basedow**: Die Krankheit kann **das Herz vergrößern** und führt zu **hervortretenden Augäpfeln**. Die Anlage für Basedow ist vererbt. „Die Krankheit schlummert meist. Jodierte Nahrungsmittel können dazu führen, dass sie ausbricht" zitiert er Professor Hengstmann, der weiter ausführt, dass jodierte Speisen „auch eine **Unterfunktion** der Schilddrüse verursachen" können. „Patienten leiden dann unter **Antriebsschwäche, Gewichtszunahme und Haarausfall, sie fühlten sich schwach und krank**."

Besonders problematisch ist die Jod-Situation für Kinder, die über die tägliche milchreiche Nahrung Jodmengen im toxischen Bereich zu sich nehmen. „Die tägliche Jod-Dosis ist jedoch alles andere als gering: Ein Liter Schweizer Milch enthält wegen des jodierten Kraftfutters, das Kühe bekommen, bis zu 250 Mikrogramm des Spurenelements. So erreichen auch Kinder schnell hohe Mengen Jod. Beispiele: 1/2l Milch: bis zu 125 Mikrogramm. Jemalt, von Kinderärzten empfohlener Kakao-Zusatz, Tagesdosis laut Hersteller: 100 Mikrogramm. Jodiertes Salz, das die Mutter beim Kochen verwendet, Tagesdosis laut SVE-Empfehlung: 75 Mikrogramm. Ein Ei: bis zu 26 Mikrogramm. Dazu kommt das Jod, das im Essen steckt, weil Nahrungsmittel-Produzenten ihre Speisen mit Jod-Salz würzen. Und Natürliches Jod, das in manchen Nahrungsmitteln vorhanden sein kann: Ein Fisch wie die Meeräsche enthält pro 100 Gramm gar 300 Mikrogramm. So führt sich ein Kind täglich problemlos über 500 Mikrogramm Jod zu."

Thomas Grether weiter: „In **Österreich** haben Schilddrüsenkrankheiten sprunghaft zugenommen. Zwischen 1994 und 1999 verdoppelte sich die Zahl von Patienten mit entzündeten Schilddrüsen. Und **Morbus Basedow** nahm um über **120% zu** – innerhalb von drei Jahren! Grund: die Behörden hatten 1990 den Jod-Gehalt von Speisesalz angehoben.

Schweizer Spital-Statistiken von 1996 zeigen: Die Basedow-Krankheit wird mittlerweile auch hierzulande häufiger diagnostiziert als der Kropf."

Nach der Bildung von SHGen der Jod-Allergiker in Deutschland, formieren sich die Jodgeschädigten inzwischen in Luxemburg, Österreich, und ‚wie Thomas Grether nun mitteilt, auch in der Schweiz.

Im Editorial schreibt der Redaktionsleiter Tobias Frey unverblümt: „Seit Jahrzehnten essen wir Salz, das mit Jod künstlich angereichert ist. Gegen Kropf und Schwachsinn. So will es das Gesetz. Jodiertes Salz ist überall drin: In Fertigprodukten wie in Menüs von Restaurants und Kantinen. Es gibt kein Entrinnen. Thomas Grether berichtet von Menschen in der Schweiz, die auf das Jod mit massiven Beschwerden reagieren. Sie wissen kaum mehr, was sie essen sollen... **Amtlich verordnete Medizin im Essen ist unhaltbar.** Denn der Nutzen ist oft fragwürdig – und widerspricht der Wahlfreiheit. Aufgeklärte Konsumenten bestimmen lieber selber, was sie essen und trinken. Folsäure, Jod und Fluor kommen natürlicherweise in Nahrungsmitteln vor. Wer gesund ist und sich ausgewogen ernährt, muss keinen Mangel befürchten. Hier müssten die Behörden ansetzen – und die Bevölkerung besser aufklären. Das würde mehr Vertrauen schaffen, als altertümliche Zwangsmaßnahmen durchzusetzen."

Für die jodgeschädigten Menschen in Deutschland, die nur noch mit unjodierten Lebensmitteln aus dem Ausland überleben können, bedeutet es einen Lichtblick der besonderen Art, dass ausgerechnet aus der Schweiz, deren jahrzehntelange Jodierung für unsere Jodierung als glorreiches Beispiel herhalten musste, jetzt so unüberhörbar kritische und ablehnende Stimmen gegen diese Zwangsmaßnahme laut werden.

5. Vielseitigkeit der Jodschäden

Wenn ich die vielfältigen durch Jod ausgelösten Krankheitssymptome aufzähle, wird oft ungläubig der Kopf geschüttelt: „Das gibt es ja gar nicht, dass so viele Krankheiten von Jod ausgelöst werden", wird mir entgegengehalten.

Leider hilft diese **Vielseitigkeit der Jodschädigungen** auch mit, Kritik an der Jodierung abzulehnen, weil es einfach unwahrscheinlich klingt, wenn behauptet wird, dass außer den bekannten Schilddrüsenerkrankungen wie Überfunktion und Morbus Basedow, Unterfunktion und Morbus Hashimoto, heißen und kalten Knoten sowie Schilddrüsenkrebs auch andere Krankheiten durch Jod ausgelöst werden können.

Und doch ist es wahr.

Jod ist ein geradezu ganzheitlich wirkendes Gift – es ist ein Halogen, und alle Halogene sind giftig – und es gibt keinen Körperteil und kein Organ, das durch das zusätzliche Jod nicht geschädigt werden kann.

Jod wirkt auf alle Körperfunktionen ein:

- auf das zentrale und periphere **Nervensystem** (die Folgen sind: Unruhe, Nervosität, Schlaflosigkeit, Zappelbeine, Hyperaktivität, psychische Störungen, Schwindel, Nervenentzündung, Nervenschädigung, Depressionen, Aggressionen , Kopfschmerzen)
- auf **Haut und Schleimhäute** (die Folgen sind: Jodakne, Jodausschläge, Nesselausschlag, Lichtempfindlichkeit, Bindehautentzündung, Haarausfall, splitternde Fingernägel),

- auf den **Magen-Darm**-Trakt (die Folgen sind: Übelkeit, Erbrechen, Durchfall, Entzündung der Mund – und Magenschleimhaut, Schmerzen der Speicheldrüse),
- auf die **Fortpflanzungsorgane** (die Folgen sind Unfruchtbarkeit und Impotenz)
- auf die **Atemwege** (die Folgen sind: Asthma, Bronchitis, Schnupfen, Tuberkulose, Kehlkopfschwellung, Stimmbandlähmung),
- **auf die Blutgefäße und Blutbildung** (die Folgen sind: verminderte Zahl der Thrombozyten, Vermehrung der Leukozytenzahl, Verklumpung der Blutplättchen, hohe Cholesterinwerte),
- auf den **Stoffwechsel** (die Folgen sind: Schilddrüsenvergrößerung, Gesichtsödeme, Über – und Unterfunktion, Schilddrüsenentzündung, Nierenversagen, Fieber, Kollaps),
- auf **Herz-Kreislauf** (die Folgen sind: Herzrasen, hoher Puls, Bluthochdruck, Arteriosklerose, Herzrhythmusstörungen, Vorhofflimmern, Herzmuskelentzündung, Herzklappenfehler, Herzinfarkt),
- auf die **Muskulatur** (die Folgen sind: degenerative Muskelerkrankungen, Schrumpfung der Muskelgruppen an Schulter und Beckengürtel)
- auf das **Skelett** (die Folgen sind: Knochenschwund und Osteoporose),
- Jod erhöht die **Nitrosaminbildung** (die Folgen sind: **Krebserkrankungen**),
- Es gibt die allergische Reaktion mit anaphylaktischem **Schock** (**Todesrate 98%**),
- Jodinduzierte Autoimmunerkrankungen sind: **Dermatitis herpetiformis Duhring, Morbus Hashimoto, Morbus Basedow, Morbus Addison, Diabetes mellitus Typ 1.**

Zum Nachteil für die Menschen, die durch Jod plötzlich zu Dauerpatienten werden, ist man noch weit davon entfernt, sich von der Theorie einer sogenannten „ausreichenden Jodversorgung" durch künstliche Jodzusätze zu verabschieden.

Eigentlich sollte man sich Gedanken darüber machen, dass das, was von Medizinern als „ausreichend" angesehen wird, für die Menschen, die dadurch krank werden, in Wirklichkeit ein **Vielzuviel** ist!

6. Jodschäden

Unbestritten ist, dass in Ländern mit hoher Jodidzufuhr das Vorkommen der Immunthyreopathien Morbus Basedow und Morbus Hashimoto höher ist als in den sogenannten Jodmangelgebieten, was gleichzeitig bedeutet, dass eine hohe Jodzufuhr die Gefahr mit sich bringt, an einer dieser Autoimmunerkrankungen zu erkranken.

Zur Therapie dieser Erkrankungen gehört es, dass kein zusätzliches Jod mit der Nahrung aufgenommen werden darf. Mit anderen Worten: ohne Jodabstinenz können diese Krankheiten nicht wirkungsvoll therapiert werden.

Zwar behaupten Jodbefürworter mit ermüdender Hartnäckigkeit, wie oben zitiert, dass das zusätzliche Jod im Salz und in den Lebensmitteln auch den Patienten mit diesen Erkrankungen nicht schade. Aber diese Aussagen stehen im krassesten Widerspruch zu den Erfahrungen Betroffener, die unter den jodierten Lebensmitteln einer unerträglichen Steigerung ihres Leidens ausgesetzt sind. Außerdem stehen diese Aussagen im Widerspruch zur seriösen medizinischen Fachliteratur, in der bei Überfunktion, Morbus Basedow und Morbus Hashimoto uneingeschränkt vor einer zusätzlichen Jodzufuhr gewarnt wird.

Außer den genannten Autoimmunerkrankungen sind es die Jodallergie und die Dermatitis herpetiformis Duhring, die durch Jod ausgelöst, und nur bei konsequentem Jodverzicht geheilt werden können. (vgl. bga-Schriften 3, 1994, S. 6)

Im folgenden gehe ich auf diejenigen jodinduzierten Krankheiten ein, von denen man im allgemeinen gar nicht weiß, dass sie durch Jod ausgelöst oder verstärkt werden können.

A) Wolff-Chaikoff-Effekt

Wir werden nun damit leben müssen, dass Kinder mit einer **angeborenen Unterfunktion** zur Welt kommen, weil ihre **Mütter zuviel Jod** bekommen haben. Denn, wie der Schilddrüsenspezialist und Jodbefürworter Prof. Rainer Hehrmann aus Stuttgart sagte, ist die Schilddrüse des noch ungeborenen Kindes auf eine besondere Weise jodempfindlich: sie reagiert auf sehr hohe Jodkonzentrationen, die sie über die Ernährung oder Medikation der Mutter erhält, mit einer Abnahme der Sekretion von Schilddrüsenhormonen, d.h. sie entwickelt bereits im Mutterleib eine Unterfunktion.

Werden diese Kinder geboren, haben sie eine „angeborene" Unterfunktion, die sie aber ohne die Hochjodierung ihrer Mütter nie bekommen hätten. Man nennt diesen Effekt den „**Wolff-Chaikoff-Effekt**".

B) Nierenfunktionsstörungen

Auch die Patienten mit Nierenfunktionsstörungen sind auf diese Weise betroffen.

Hier passiert genau dasselbe, was auch beim bereits erwähnten Wolff-Chaikoff-Effekt geschieht: ein Jodüberschuss hemmt die Bindung von Jod in der Schilddrüse, und es kommt zu einer Unterfunktion. „**In Japan, wo die alimentäre Jodzufuhr**" sehr hoch ist, „ist die **jodinduzierte Hypothyreose deshalb kein seltenes Phänomen...** Wie japanische Endokrinologen nun berichteten, sind Patienten mit **eingeschränkter Nierenfunktion** offenbar besonders gefährdet, an einer jodinduzierten Hypothyreose zu erkranken...Sie ist **durch Jodrestriktion** einfach zu behandeln." (vgl. Merck, S.100/101)

C) Lichtallergie

A propos Japan: Die **Lichtallergie**, auch ein Jodsymptom, kommt in ihrer erblichen und tödlich verlaufenden Form (= Xeroderma pigmentosum) weltweit am häufigsten in Japan vor.

Einer von 40.000 Japanern leidet an dieser Erkrankung.

Amerika, wo ein besonders jodhaltiges Mehlbleichmittel in Gebrauch ist, liegt auf Platz 2 hinter Japan. Hier leidet nur einer von 250.000 Amerikanern an dieser Krankheit. (vgl. Pschyrembel, Klinisches Wörterbuch, 259. Auflage, 2002, S.1800.)

Die erworbene Lichtallergie hat bei uns, laut Ärzteverband Deutscher Allergologen (Pressenotiz vom 14.07.2001) eine zunehmende Tendenz. „Bis zu 20% aller Menschen" werden darunter leiden.

Wie kommt es zu dieser erschreckenden Entwicklung?

Die steigenden Schilddrüsenerkrankungen – ausgelöst durch die Jodierung – ziehen auch Folgeerkrankungen nach sich, zu denen unter anderem die Lichtempfindlichkeit in ihren verschiedenen

Nierenfunktionsstörungen **B**

Lichtallergie **C**

Schweregraden gehört.

Wer sich schon einmal einer Schilddrüsenbehandlung hat unterziehen müssen – und das ist laut Expertenaussage schon jeder 3. Deutsche – weiß, dass direkte Sonneneinstrahlung seine Krankheitssymptome verschlimmert. Denn zu den klassischen Symptomen einer Schilddrüsenerkrankung gehört die sogenannte Wärmeintoleranz, auch „Photophobie" genannt, bei der es durch Lichteinfluss zu Augensymptomen wie Schleiersehen, verstärktem Tränenfluss und Doppelsehen kommt.

Von den Patienten mit der Autoimmunerkrankung „Morbus Basedow" entwickeln fast 90% (!) diese „endokrine Orbitopathie". Von Augenbrennen mit erhöhter Lichtempfindlichkeit kann sie sich bis zur Gesichtsfeldeinschränkung (Grad VI) steigern.

Linderung können Tränenersatzmittel und dunkle Brillengläser verschaffen.

Eine deutliche Verbesserung dieser Symptome wird auch erreicht, wenn Jod, das bei Schilddrüsenüberfunktionen sowieso streng kontraindiziert ist, konsequent weggelassen wird.

Man muss aber nicht unbedingt schilddrüsenkrank sein, um neuerdings eine Lichtallergie zu entwickeln.

Schilddrüsenkranke und schilddrüsengesunde Jodallergiker berichten seit etwa 7 Jahren unabhängig voneinander, dass sie eine immer schlimmere Lichtempfindlichkeit entwickelt hätten.

Nachdem sie auf ärztliche Verordnung kein Jod – also kein Jodsalz, keine jodierten Lebensmittel – zu sich genommen hätten, wäre auch überraschenderweise die extreme Lichtempfindlichkeit abgeklungen.

D Tuberkulose

D) Tuberkulose

Wir werden auch damit leben müssen, dass die **Tuberkulose – bei Menschen und Tieren** – wieder vermehrt auftritt. Denn „Kaliumjodid und Natriumjodid" (also das bei uns angepriesene jodierte Speisesalz, Anm. der Autorin) „sind bei Lungentuberkulose kontraindiziert, da sie zur Reaktivierung eines stillen Prozesses führen können." (a.a.O., Ammon S. 897/ 902)

In den mageren Nachkriegsjahren, als kein Geld für Beimischungen ins Viehfutter da war, ging die gefürchtete Rinder-Tuberkulose so stark zurück, dass man sie als geradezu überwunden ansah.

Man erinnert sich, an vielen Stalltüren das Schild "Tuberkuloserfreier Bestand" gelesen zu haben.

Nun ist diese Tuberkulose, die durch Rohmilch, rohes Fleisch, durch Einatmen des Erregers „Mycobacterium bovis", und durch Kontakte mit erlegtem Wild auf den Menschen übertragen werden kann, wieder ausgebrochen.

In einem bayerischen Kuhstall im Landkreis Ebersberg bei München mussten im Winter 2000/2001 deshalb 140 infizierte Kühe und Kälber getötet werden.

Was man als schicksalhafte Katastrophe ansieht, hat tatsächlich handfeste Ursachen: seit Jahren wird dem Viehfutter künstlich Jod zugefügt (z.B. Josera 100mg/kg; Bargophor 100mg/kg; Raiffeisen „Vita plus" 48 mg/kg; Schaette „Ursonne" 10mg/kg), damit dieses über die Nahrungskette – so argumentieren Jodbefürworter des Arbeitskreises Jodmangel– vom Menschen aufgenommen werden soll.

Die sogenannte Jodmangeltheorie verstellte dabei völlig den Blick darauf, dass Vieh überhaupt kein zusätzliches Jod braucht. Alles, was es davon wirklich braucht, ist im Boden, im Gras, im Wasser und in der Luft in ausreichenden Mengen enthalten.

Man ließ ferner außer acht, dass Jodide, vor allem bei einer Langzeitanwendung, wie sie bei unserer gegenwärtigen Jodierung sämtlicher Futter – und Nahrungsmittel gegeben ist, latent vorhandene Tuberkulose reaktivieren.

Nach dem Kriege waren viele Menschen aber mit diesem TB-Erreger infiziert, viele sogar, ohne es zu wissen. Außerdem kann der TB-Erreger unbemerkt Jahrzehnte im Menschen überleben, ohne dass die Betroffenen von einer Infizierung wissen.

Alle diese Menschen befinden sich durch die Jodierung in der akuten Gefahr, an offener Tuberkulose zu erkranken.

An der Universität Trier gab es schon im Dezember 2000 einen ersten Tuberkulose-Schub unter den Studenten.

In der Trierer Mensa wurde jodiert.

Dass dasselbe auch beim Vieh passiert, das über das Futter jodiert wird, vor allem bei dem sehr empfindlichen Milchvieh, erleben wir durch die neue TB-Epidemie bei Rindern.

E

E) Diabetes

Es geht immer wieder durch die Presse, dass **Diabetes** beängstigend zunimmt. Warum das so ist, konnten die Teilnehmer des vorletzten Wiesbadener Schilddrüsengespräches erfahren:

Bei Patienten mit Hashimoto-Thyreoiditis und Morbus Basedow kommen nicht selten auch an anderen endokrinen Organen, besonders am Inselzellorgan des Pankreas und den Nebennierenrinden Autoimmunerkrankungen vor. Und zwar können sie gleichzeitig mit der Schilddrüsenerkrankung auftreten, ihr vorausgehen, oder ihr nachfolgen.

Das bedeutet, dass Menschen, denen die Jodierung bereits eine Autoimmunerkrankung der Schilddrüse eingebrockt hat, auch noch Diabetes mellitus Typ I oder Morbus Addison bekommen. (a.a.O.,S.7f) Das passiert immerhin bei 50-60% der Fälle!

Nach dem diesjährigen Wiesbadener Schilddrüsengespräch äußerte sich Professor Dr. Lothar-Andreas Hotze in einem dpa-Gespräch dergestalt, dass die **„Jodaufnahme nicht nur positiv"** sei. Zwar litten die Deutschen weniger an einem Kropf, seitdem sie sich jodhaltiger ernährten, aber sie hätten **mehr Autoimmunerkrankungen,** die **die Schilddrüse zerstören.** „Das ist sozusagen die Kehrseite der besseren Jodversorgung der Bevölkerung. Die Menschen nehmen doppelt so viel Jod zu sich wie vor zehn Jahren. Heute ist die Jodversorgung der Bevölkerung normal," so Hotze. Er ergänzt aber, dass **die zusätzliche Einnahme von Jod** den **Ausbruch der Hashimoto-Krankheit erhöhe.** Er nennt auch Zahlen: 4% sollen demnach Morbus Basedow, und 10% Morbus Hashimoto und Unterfunktion haben.

Insgesamt also 14% Bundesbürger, die durch die „ausreichende Jodversorgung" irreparable Gesundheitsschäden erlitten haben, mit der Aussicht, dass sich noch weitere Autoimmunerkrankung an die erste anhängen.

Übrigens: es ist auch wieder Japan mit seinem hohen Jodvorkommen, in dem Hashimoto entdeckt wurde. Und zwar von einem japanischen Mediziner namens Dr. Hakaru Hashimoto (1881-1934).

F

F) Impotenz

Auch die Familien, bzw. die, die es leider nicht werden können, bleiben nicht unbeteiligt.

Obwohl es in der Medizin bekannt ist, dass **Jod und Jodide zu sexueller Impotenz** führen, wird das Thema Unfruchtbarkeit und Impotenz zwar aktuell in verschiedenen Medien besprochen, aber keiner sagt den Betroffenen, dass sie vielleicht nur das gepriesene Jodsalz weglassen müssten, um wieder im Lot zu sein.

In Amerika fand man auf Grund von Untersuchungen an Ratten heraus, dass es erkennbare Zusammenhänge zwischen der Einführung des Jodsalzes und dem Rückgang der Spermienzahl gibt. In der deutschen Fachzeitschrift „Ärztliche Praxis" (März 2000) wurden die Ergebnisse (New Scientist) ziemlich aufrüttelnd unter dem Titel gebracht: „ **Wenn die Jodierung in die Hose geht. Schilddrüse fein – Hoden klein.** "

Um ihre Vermutungen zu belegen, züchteten die Forscher Ratten unter Jodmangel und siehe da: die Testikel verdoppelten ihre Größe und produzierten mehr Samen. Dies verstärkte sich noch, wenn weitere Generationen von Ratten jod-frei ernährt wurden.

Man muss aber nicht nach Amerika schauen, um sich darüber zu informieren, wie Jod auf Libido und Fruchtbarkeit wirkt. Unsere **führenden Jodbefürworter** erwähnen **alle** diesen Aspekt in ihren wissenschaftlichen Veröffentlichungen.

Aber wer liest schon ein Buch über Schilddrüsenerkrankungen, wenn er an Unfruchtbarkeit oder Impotenz leidet?

Auf diese Weise ist die Lösung des Rätsels gut versteckt.

G) Akne

Akne

In den letzten Jahren hat die schwere Akne, auch bei Menschen außerhalb der Pubertät, deutlich zugenommen. Es ist kein Zufall, dass diese Entwicklung parallel zur fortschreitenden Jodierung verläuft.

Schon 1997 warnten Hautärzte, dass jeder 10. Aknepatient unter einer Jodakne leidet.

Trotzdem dauerte es noch fünf Jahre, ehe diese Erkenntnis Eingang in die medizinische Beratungspraxis fand. Das ändert sich erst mit dem Februarheft 2002 des aktuellen Gesundheitsmagazin der Barmer Ersatzkasse. In einem Interview über Akne äußert sich der Direktor der Hautklinik an der Heinrich-Heine-Universität Düsseldorf, Prof. Dr. Dr. Thomas Ruzicka zu den verschiedenen Akne-Auslösern. Er nennt Vitaminzusätze, Multivitamin – und Hefepräparate,

Kosmetik. „Außerdem **Jod,** Chlor und andere Stoffe aus der Gruppe der Halogene." (vgl. Barmer. Das aktuelle Gesundheitsmagazin, 2/02, S. 26)

H) Aggressivität

Viele Patienten stellen selber fest, dass sie unter Jodeinfluss aggressiv werden, was sich bei jodsalzfreier Kost, bzw. Kost ohne zusätzliche Jodgaben, wieder verliert.

Eine Ordensschwester, die Überfunktion hat, und von ihrem Arzt vor Jodsalz gewarnt worden war, stieß in ihrem Kloster auf wenig Verständnis. Die Oberin, ganz im Fahrwasser der Jodwerbung, sagte, Jod sei gesund, und so musste die Nonne die im Kloster jodierten Mahlzeiten ertragen, und dabei noch kränker werden. Außer den verschlimmerten Symptomen wie Nervosität, Schlaflosigkeit, Schweißausbrüchen, erhöhtem Grundumsatz, Druckgefühl im Hals, zitternden Händen und Herzrasen wurde sie, die bis dahin die Sanftmut in Person war, auf unerklärliche Weise aggressiv. „Ich könnte so um mich schlagen," vertraute sie sich einer Freundin an.

Die sensibelsten Beobachter der komplizierten Wechselwirkungen zwischen Jodzufuhr und seelischer Befindlichkeit sind immer schon die Homöopathen gewesen, und so finden wir in den homöopathischen Lehrbüchern genau beschrieben, wie Jod auf die Psyche wirkt.

In Leesers „Lehrbuch der Homöopathie" (a.a.O., S. 221-222) steht dazu: „Die psychische Verfassung des Jod-Patienten ist heftig irritiert. Besonders sticht eine außergewöhnlich gesteigerte Betriebsamkeit und Aktivität hervor... In seinem Ungestüm kann der Jod-Patient eine Gewalttat oder einen Mord begehen und weiß nachher kaum mehr, warum. Dieser wilde Zerstörungsdrang kann sich auch gegen sich selbst richten, so dass er sich zum Fenster hinausstürzen oder sonst Hand an sich legen will..."

Fünfzig Jahre später haben diese Erkenntnisse auch Eingang in die Schulmedizin gefunden. Der Mainzer Schilddrüsenspezialist und Jodbefürworter Prof. Dr. Peter Pfannenstiel erklärt diese spezielle Form von Aggressivität in seinem Buch „Nichts Gutes im Schilde", (Stuttgart 1994, S. 138) so: „Unter der bedarfswidrigen Berieselung mit Schilddrüsenhormonen", ausgelöst durch das zusätzliche Jod in der Nahrung, „fühlen sich die Nervenzellen und mit ihnen der ganze Körper aufgeputscht... Zentral teilt sich die überzogene Stoffwechselaktivität der Nervenzellen dem Körper als Nervosität und innere Anspannung mit: sie gehören zu den häufigsten Symptomen – körperliche und psychische Vorgänge gehen ineinander über. Die Patienten fühlen sich getrieben, und nicht wenige von ihnen vibrieren vor körperlicher Erregung. Ihre äußere Ruhelosigkeit beruht auf innerer Unruhe. Diese macht die Kranken schreckhaft und zugleich gereizt und reizbar: sie ärgern sich über Nichtigkeiten, geraten leicht in Streit, steigern sich extremfalls in die offene Aggression...“

Man sollte diese Beobachtungen unbedingt berücksichtigen, wenn man die Gründe der in den letzten Jahren – ebenfalls parallel zur flächendeckenden Jodierung! – angestiegenen Gewaltdelikte und Amokläufe analysiert.

Jod enthemmt. Jod führt zu unkontrollierbaren Gewaltausbrüchen.

Und wenn Jugendliche ausrasten muss festgehalten werden: gerade Jugendliche sind leider eine besondere Zielgruppe der Jodierungskampagne. Experten ermahnen die Eltern, dass Leistungsschwäche und Konzentrationsstörungen auf Jodmangel zurückzuführen seien. Was dazu führt, dass die derart in ihrer Verantwortung angesprochenen Eltern darauf achten, dass ihre Kinder außer der Jodtablette immer nur jodierte Lebensmittel bekommen.

Bei der erwähnten Jodierung sämtlicher Lebensmittel kann das schnell zu einer brisanten Überjodierung führen.

Jedenfalls: die Zahl der aggressiven Jugendlichen nimmt drastisch zu, leider auch die Gewaltexzesse und Amokläufe. Man sollte sich Gedanken darüber machen, wie weit die durch die Jodierung veränderte Ernährung der Gesamtbevölkerung ursächlich daran beteiligt ist.

Man sollte sich außerdem überlegen, ob es nicht in jeder Hinsicht vernünftiger wäre, dem Kropf, den ja nicht jeder hat, wieder individuell zu Leibe zu rücken.

Die Jodierung in Form der gegenwärtig praktizierten Gießkannenmethode ist der Elefant im Porzellanladen unserer Gesundheit.

I) Depression

Depression

Nach Schätzungen von Psychologen sind in Deutschland etwa

8 Millionen Menschen an Depressionen erkrankt, womit mehr Menschen unter dieser seelischen Störung leiden als z.B. unter dem Alkoholismus.

Die Behandlung der depressiven Patienten erschöpft sich meist in der Verabreichung von Antidepressiva. Hinzu kommt eine langwierige Psychotherapie, die meist erfolglos bleibt. Kein Wunder. Wird doch über die Nahrung ein Depressionsauslöser ersten Ranges verabreicht: das Jod!

In der medizinischen Fachliteratur wird die negative Wirkung des Jodes auf das zentrale und periphere Nervensystem diskutiert. Im Handbuch und Tabellenwerk für Ärzte und Apotheker von H.P.T.Ammon (Stuttgart 1992, S. 895) wird ausgeführt: „...Dauerbehandlung mit Jod und Jodiden kann zu psychischer Depression, Nervosität, Schlaflosigkeit und sexueller Impotenz führen."

J) Hyperaktivität

Die jetzt gültige diagnostische Bezeichnung dieser – wiederum gleichzeitig mit der Jodierung – zunehmenden Störung ist „Konzentrationsstörung mit Hyperaktivität", und es gibt neue Untersuchungen darüber, das dies charakteristische Symptome einer „allgemeinen thyreoidalen Hormonresistenz" sind.

Diese Form der Hyperaktivität ist keinesfalls mehr selten. Die Prävalenz liegt im Schulalter bei 3-10%, wobei die Jungen vier – bis achtmal häufiger betroffen sind als die Mädchen.

Nach einer amerikanischen Studie wurde bei Personen mit allgemeiner Schilddrüsenhormonresistenz die Konzentrationsstörung/Hyperaktivität als weitaus häufigste Diagnose gestellt. (vgl. Ciaranello et.al.: „Konzentrationsstörung mit Hyperaktivität", in: Die Schilddrüse. Gesammelte Aufsätze der Jahre 1992-1995. Merck Darmstadt, S. 310f.)

Erfahrungen von Überfunktionspatienten mit hyperaktiven Kindern haben gezeigt, dass sich die Symptome der Hyperaktivität bessern oder sogar ganz verschwinden, wenn die Kinder keine künstlichen Jodzusätze zu sich nehmen.

Auch hier kann der Verzicht auf jodierte Lebensmittel zur Heilwirkung beitragen. (vgl. Braunschweig-Pauli, a.a.O., S. 250)

K) Herzschädigungen und Herzinfarkt

Die **Schädigung des Herzens** ist wohl – neben der **krebserregenden**

Wirkung des Jodes – die schlimmste Folge von jodinduzierten Autoimmunerkrankungen.

Ich zitiere aus einer Veröffentlichung der Firma Merck, indem ich aber die Fachausdrücke übersetze: „Das Herz-Kreislaufsystem hyperthyreoter Patienten ist besonderen Belastungen ausgesetzt, was sich in einer Herzhypertrophie (=**Herzvergrößerung**) und ...**Herzrhythmusstörungen** äußern kann. Patienten mit Morbus Basedow – von denen mit der Augensymptomatik sind das sogar 40-60% – weisen häufig einen Mitralklappenprolaps (=**Herzklappenfehler**) auf und sind deshalb durch Mitralinsuffizienz (=**Herzklappenfehler mit narbiger Schrumpfung infolge Herzinnenhautentzündung**) und Endokarditis" (**Entzündung der Herzinnenhaut**) „gefährdet... Der erhöhte periphere Sauerstoffbedarf trägt zu der Steigerung der kardialen (= vom Herzen ausgehenden) Pumpfunktion bei, die in eine Hypertrophie" (= **Vergrößerung**) „des Herzmuskels einmünden kann." (vgl. Merck, S. 116)

In der „ZEIT" stand im vergangenen Februar (Ausgabe vom 21.2.2002) ein Artikel über die **dramatisch** ansteigenden **Herzerkrankungen mit tödlichem** Verlauf: „**Die Herzmuskelschwäche** wächst sich zur **Epidemie** aus, trotz neuer Behandlungsmethoden. Ärzte und Patienten müssen umdenken."

Meiner Meinung nach kann diese sogenannte Epidemie der tödlichen Herzmuskelerkrankungen nur gestoppt werden, wenn auch die Jodierung gestoppt wird.

Eher geht aber ein Kamel durch ein Nadelöhr...

Außerdem können allergische Reaktionen auf Jod im Blut zu einer **Verklumpung der Blutplättchen führen**, was einen **Herzinfarkt** – einen durch Jod ausgelösten – verursacht. Bei so einem **Jod-Herzinfarkt** kommt es zu einem kompletten Verschluss der arteriellen Strombahn, auch bei nicht verengten Arterien, was Vorsorgemaßnahmen wirkungslos werden lässt.

Denn **nicht verengte Arterien** sind bei Untersuchungen unauffällig – und trotzdem kann der Patient, dem sein Arzt gestern noch nach der Herzuntersuchung ein „pumperlgesundes" Herz attestiert hat, morgen schon auf Grund des Jod-Herzinfarktes tot umfallen.

In der „Roten Liste" kann man nachlesen, dass bei **Herzproblemen**

zusätzliche Jodgaben kontraindiziert sind. Und wenn eine Herzerkrankung wie Herzmuskelschwäche oder Herzmuskelentzündung, Herzrhythmusstörungen und Vorhofflimmern bei einer jodinduzierten Autoimmunerkrankung auftritt, dann kann kein Zweifel daran bestehen, dass das **Jod** ursächlich an der Entstehung dieser Herzerkrankung **schuld** ist

Diese zumeist **tödlich verlaufenden Folgeerkrankungen der Jodierung** hinzunehmen und gleichzeitig zu sagen, jetzt sei die Jodversorgung normal, finde ich **makaber.**

Der bei den meisten Menschen immer noch funktionierende **gesunde Menschverstand** sagt da etwas ganz anderes, nämlich: **was krank macht, muss aus den Lebensmitteln heraus!**

Der ehemalige Landwirtschaftsminister **Funke** äußerte sich anlässlich eines **Lebensmittelskandales** im ZDF (19Uhr-Nachrichten am 31.12.2000) mit nicht mehr zu steigernder Deutlichkeit, er sagte: **„Wer sich an Lebensmitteln vergreift, handelt kriminell."**

Krebs **L) Krebs**

Neben den tödlichen Herzerkrankungen, die **Jod** begünstigt bzw. auslöst, ist es seine **kanzerogene** Wirkung, die es geradezu zum **Killer-Zusatzstoff** in unserer Nahrung macht.

In der Nitrosaminforschung weiß man es schon seit fast 40 Jahren, dass **Jod** die **Nitrosaminbildung** um mindestens das **6-fache** erhöht. Ein steigernder Effekt wird noch erzielt, wenn zwei Katalysatoren zusammentreffen, z.B. Jod und Thiocyanat, das im Speichel vorkommt, oder Jod und Chlorogensäure, die im Kaffee enthalten ist. Letzteres ist z.B. der Fall, wenn sich das Jod der jodierten Kaffeesahne mit der Chlorogensäure des Kaffees im Magen verbindet.

Ein ganz **harmlos duftender Frühstückskaffee** kann auf diese Weise zum hochwirksamen **Krebscocktail** mutieren.

Zusätzliche Beweise liefert immer wieder Japan, wo durch den Verzehr **hochjodhaltiger Meeresprodukte** schon immer eine Hochjodierung statthat, so dass Jodschäden dort zuallererst und besonders deutlich auftreten.

Was nun **Krebs** betrifft, hat **Japan** auch wieder die **höchste Rate an Mikrokarzinomen** in der Bevölkerung, und zwar **25%.** Man kann durchaus sagen: **viel Jod – viel Krebs!**

Bei uns gibt es **Krebsstationen**, auf denen den Patienten geraten wird, Lebensmittel ohne künstliche Jodzusätze zu essen, um die Ausbreitung ihrer Tumore nicht noch zu beschleunigen.

Einem sehr schwer an Lungenkrebs erkrankten Wissenschaftler sagte der Onkologe zwei Dinge: 1." **Ohne die Jodierung** hätten Sie als Nichtraucher so einen aggressiven **Lungenkrebs nie** bekommen." und 2." Ohne die **strikte Jodabstinenz**, hätten Sie diesen aggressiven Krebs nie so lange überlebt."

7. Treppenwitz der Anthropologie: die Neandertaler-These

Die These, aus dem Neandertaler hätte sich der heutige Mensch entwickelt, nachdem er seinen chronischen Jodmangel durch jodhaltigere Nahrung behoben habe, ist so albern wie unwissenschaftlich. Und ich wollte sie als das behandeln, was sie ist: als eine Peinlichkeit, die man am besten verschweigt und möglichst schnell wieder vergisst.

Aber das geht nicht so leicht, vor allem dann nicht, wenn solche Sottisen noch durch Variationen wiederbelebt werden, nach dem Motto: „Sie haben es läuten, aber nicht zusammenschlagen hören."

Auf der Podiumsdiskussion der AWT (=Arbeitsgemeinschaft für Wirkstoffe in der Tierernährung) am 25. April 2002 in Potsdam konterte Professor Dr. Beda Stadler, Direktor Institut für Immunologie der Universität Bern, Schweiz, das Statement über die Jodierung des Viehfutters und ihre gesundheitsschädlichen Auswirkungen mit der ironischen Randbemerkung, die Neandertaler wären nicht ausgestorben, wenn sie genug Jod gehabt hätten.

Nun, damit ist Stadler noch weiter gegangen als der amerikanische Anthropologe Jerome Dobson vom Oak Ridge National Laboratory (Tennessee), dessen oben bereits skizzierte provokante These der Spiegel 1998 in Heft 51, S. 187 unter der Überschrift: „Machte Jod den Menschen?" veröffentlichte.

Seriöse Wissenschaftler lachten darüber und bedauerten, dass der

Spiegel dieser Meldung auf den Leim gegangen war.

Forscher der Universitäten in Glasgow und Stockholm untersuchten Erbgut aus den „Zellkraftwerken" (= Mitochondrien) der Rippenknochen eines Neandertaler-Kindes und kamen übereinstimmend zu dem Ergebnis, dass das Genmaterial „deutliche Unterschiede zu heute lebenden Menschen aufweist." (Zeitungsnotiz vom 30.3.2000) Das erlaubt die Rückschlüsse„, dass die vor rund 25.000 Jahren ausgestorbenen Neandertaler nichts zum Genbestand heutiger Menschen beigetragen haben."

Gleichzeitig widerlegen diese Genanalysen die Dobson-These, der Neandertaler hätte sich dank jodhaltigerer Nahrung zum heutigen Menschen weiterentwickelt.

Es hat keine Weiterentwicklung des Neandertalers gegeben.

Dobson begründet seine Jodmangelthese bei den Neandertalern damit, dass sie die für einen Jodmangel-Kretinismus typischen Merkmale hätten, nämlich starke Knochen und wulstige Brauen.

Gesetzt, Stadlers Folgerung stimmt, dass die Neandertaler auf Grund dieses Jodmangel tatsächlich ausgestorben wären, so liefert diese Annahme trotzdem kein Argument für die Zwangsjodierung, wie er es davon abgeleitet hat.

Ganz im Gegenteil.

Denn die Entwicklung des Menschen bis heute beweist, dass es uns keineswegs an geistiger Kapazität mangelt oder in absehbarer Zeit mangeln wird.

Auch ohne Zwangsjodierung nicht, wie Professor Stadler gerne die Pferde scheu zu machen versuchte, indem er das Aussterben des Neandertalers durch jodmangelbedingten Kretinismus als Schreckgespenst in den Raum stellte.

Professor Pfannenstiel sagte in der Gesundheitssendung „Hallo, wie geht's", dass er in seiner vierzigjährigen Praxis keinen Jodmangel-Kretin gesehen habe.

Auf den Buhmann Jodmangel-Kretin sollte man besser verzichten, wenn man als Wissenschaftler ernst genommen werden will.

8. Jodsättigung der Schild-
drüsen für den Super-GAU

Der Bayerische Ärztetag hat am 13.10. 2001 (in Deggendorf) einen Antrag zur Jodversorgung der Bevölkerung beschlossen, aus dem ich wie folgt zitiere: „Der bayerische Ärztetag hat beschlossen: Die Bayerische Ärztekammer appelliert an das Problembewusstsein der Ärzteschaft, für eine **Verbesserung der Jodversorgung** vor allem bei Kindern und Schwangeren zu sorgen...", denn „eine **mit Jod ausreichend versorgte Schilddrüse**" nimmt „**weniger radioaktives Jod auf als eine „Jodmangel"-Schilddrüse**...Bevorratung und Verteilung von Jod im Katastrophenfall ist nicht gelöst ...Bevölkerung, Regierung und Kernkraftwerk-Betreiber müssen sich also auf einen **großen kerntechnischen Unfall in Mitteleuropa vorbereiten** ...Die gesundheitlichen Schäden" in Belarus nach Tschernobyl „hätten zum Teil vermieden werden können, wenn die Administration vorbereitet gewesen wäre und eine Jod-Prophylaxe durchgeführt hätte...

Die Einnahme einer massiven Jod-Dosis ist allerdings nicht unproblematisch. Sie ist kontraindiziert bei Menschen mit manifester oder latenter Hyperthyreose, Schilddrüsenadenom und Jodüberempfindlichkeit. Deshalb sollte sich jeder rechtzeitig ärztlich beraten lassen, ob eine dieser Gegenanzeigen besteht, und vorsorglich eine **Risikoabwägung** zwischen der Möglichkeit eines **akuten Jodschadens** ... und eines strahlenbedingten Spätschadens ... vornehmen".

In der Berliner „Tageszeitung" wird in einem Artikel vom 22. Februar diesen Jahres darüber informiert, dass die Bundesregierung drei Jodtabletten-Depots für GAUs plane.

Aufschlussreich ist der letzte Satz der Meldung: „Ab einem Alter von 45 ist nach Angaben der Experten die Gefahr einer Schilddrüsenüberfunktion größer als das Risiko von Schilddrüsenkrebs, so dass dieser Personenkreis keine Jodtabletten benötige."

Es besteht kein Zweifel: nachdem wir, wie Prof. Hotze sagte, nun doppelt soviel Jod essen wie vor 10 Jahren, sind **unsere Schilddrüsen für den GAU gerüstet.**

Wie viele Menschen aber an den akuten Jodschäden schon gestorben sind und noch sterben werden, danach fragt niemand.

Danach sollte aber gefragt werden, wenn **Menschenrechte und Menschenwürde** in unserem Land nicht nur Schall und Rauch sind.

Denn welche **Leiden den Jodgeschädigten** aufgezwungen werden, das ist heute wohl deutlich geworden.

Und wofür das alles?

Für eine nicht zu übertreffende absurde Idee.

Denn ist die **Absurdität** einer Maßnahme noch zu überbieten, die schwere, lebenslange, auch tödlich verlaufende Krankheiten auslöst, nur um den einen Zweck zu erfüllen: nämlich bei einem GAU ein bestimmtes Organ vor Strahlung zu schützen?

9. Recyclingprodukt Jod

Aber vielleicht ist das, was ich für absurd halte, nur geschäftstüchtig? Ein Mediziner sagte mir ziemlich direkt: „Wo soll man denn hin mit dem vielen Jod? Das ist doch ein Geschäft!"

Und er hat dabei wohl nicht daran gedacht, dass das Jodsalz bei uns etwa um 2/3 teurer ist als das unjodierte Siedesalz. Es handelt sich ja trotz alledem immer noch um Centbeträge, für die sich so ein Aufwand nun wirklich nicht lohnt.

Nein, es ist wirklich ein **großes Geschäft**, ein **internationales Geschäft** sogar. Ein Teil des **Jodes**, das unserem Salz zugesetzt wird, hat in seiner **früheren Existenz** schon in Katalysatoren, Röntgenkontrast – und Desinfektionsmitteln, Druckfarben und Tierfutter seine Wirkung getan. Und zwar überall auf der Welt.

Bis eine deutsche Chemiefirma ein weltweit einzigartiges Verfahren entwickelte, Jod aus diesen genannten **Abfällen zu recyceln**. „In einem komplizierten Verfahren wird Jod vom Abfall getrennt. Dabei fällt neben Jod auch hochkonzentrierte Schwefelsäure ab. Noch ist MCG die einzige Firma weltweit, die Jod wiederaufbereiten kann. Mittlerweile kann sich das Unternehmen vor Anfragen nicht mehr retten. 100 Tonnen werden zur Zeit recycelt. Tendenz steigend. Als Absender jodhaltiger Abfälle stehen Länder wie Norwegen, Japan,

China auf den Containern in der Lagerhalle. Einen Teil des recycelten Elementes braucht MCG selbst, zum Beispiel für die **Herstellung von Jodsalz.**"

Im Internet findet man unter der Adresse www.jodhaltig.de weitere Informationen: „Wir suchen Jod, Jodreste, jodhaltige Stoffe, Dinge mit hohem Jodgehalt, weltweit, jede Menge. Das **Jod** wird in der Anlage vollständig zurückgewonnen und als Jodlösung wieder in den **Stoffkreislauf** zurückgeführt."

Denken Sie daran, wenn Sie morgen Ihr Frühstücksei salzen, dass es sich hier möglicherweise auch um das Jodsalz handeln kann, dessen Zusatzstoff Jod glücklich wieder in den Stoffkreislauf zurückgeführt worden ist.

10. Jod zerstört gesellschaftliche Grundlagen

Jod hat in alle Lebensbereiche Eingang gefunden.

Ein familiäres, berufliches, geselliges, und religiöses Leben ist gar nicht mehr möglich, ohne dass nachgefragt werden muss: „Ist da Jod drin?"

Um dies zu illustrieren, sei ganz lebensnah auf eine Notiz aus meinem Pfarrbrief verwiesen, die ein Schlaglicht auf die **zerstörerischen Auswirkungen der gegenwärtigen Zwangsjodierung** wirft:

„Jodfreies Brot"

Auf Anregung von Jod-Allergikern wird unsere Gemeinde bei Abendmahlsfeiern künftig Brot anbieten, das mit jodfreiem Salz gebacken wurde. Damit möchten wir all den Menschen, die von einer Jod-Allergie betroffen sind, eine sichere Teilnahme an der Mahlgemeinschaft ermöglichen."

Eine erfahrene Internistin, die sich aus medizinischer Verantwortung heraus über diese Zwangsjodierung sehr aufregt, beschwor mich, in meinen Veröffentlichungen und Vorträgen unbedingt zu erwähnen, dass man schon in den ersten medizinischen Semestern erfährt, welche gesundheitlichen Schäden Jod anrichten kann.

Sie sagte: „Wie können Mediziner, die das wissen, empfehlen, Jod in Lebensmittel zu tun? Das kann doch keiner verantworten. So viele Menschen vertragen kein Jod. Wir haben an der Poliklinik Marburg einen Tag vor Röntgenuntersuchungen mit jodhaltigen Kontrastmitteln den Patienten eine Testspritze auf Jodempfindlichkeit gegeben. Trat eine Rötung ein, wurde kein Kontrastmittel gegeben."

11. Zwangsjodierung ist ethisch nicht haltbar

Die Zwangsjodierung ist nicht nur juristisch angreifbar. Sie wirft auch ethische Fragen auf. Wie ist nämlich die sogenannte „Schadensinkaufnahme" für eine bestimmte Bevölkerungsgruppe ethisch zu verantworten?

Der Erlanger Mediziner Axel Weidtmann, am Uniklinikum Erlangen für Ethikberatung abgestellt, sieht hier einen großen Nachholbedarf. Nach seiner Beobachtung ist in Deutschland die Diskussion über medizinethische Fragen weniger ausgeprägt als in den USA, wo es an jedem größeren Klinikum Ethikkommissionen gibt. Dies liegt „auch an der hierarchischen Struktur des deutschen Gesundheitswesens und einem weit verbreiteten Respekt vor den Ärzten." Auch bei der Ausbildung von Ärzten wird auf ethische Aspekte bislang kein Wert gelegt. Das ändert sich nun: ab dem Sommersemester 2002 wird erstmals ein Pflichtkurs „Einführung in die klinische Medizin" auch mit einem Ethik-Block abgehalten. (Artikel vom 11. Februar 2002, „Ethische Fragen werden künftig immer wichtiger", in: Fränkischer Tag, Bamberg)

Sozial – und Verbraucherverbände haben inzwischen von der Bundesregierung einen **Beauftragten für Patientenschutz** gefordert

(Pressemitteilung vom 18. Februar 2002). **Thomas Isenberg**, Fachbereichsleiter Gesundheit und Ernährung der Verbraucherzentrale Bundesverband, sagte: „Die Patienteninteressen brauchen eine organisierte Lobby".

Hoffentlich wird es die bald geben, aber bitte ohne Anbindung an irgendeine Interessenspolitik, die auch bald wieder zu einer Zweckentfremdung führen würde.

Bis es aber soweit ist, müssen wir die Wartezeit auf einen Patientenschutzbeauftragten möglichst ohne noch größere Gesundheitsschäden überbrücken.

Wir sind geborene Demokraten!

Niemand, aber auch wirklich niemand hat das Recht, uns auf Grund bestimmter medizinischer Hypothesen krank zu machen .

Übrigens kann **jeder, der will, Jod hinzutun**. Aber holen Sie einmal Jod aus den Lebensmitteln wieder heraus!

Alfred Biolek sagt in seiner Kochsendung immer: „Zuwürzen kann man immer, aber nicht wegwürzen."

Verehrte Leserinnen und Leser

**wir haben ein Recht auf unbelastete Lebensmittel.
Verlangen wir unser Recht!**

12. Statement auf dem 8. Round-Table-Gespräch des Verbandes Forschender Arzneimittel-Hersteller (vfa) am 19. April 2002 in Berlin zum Thema: „Der informierte Patient."

Vor den Risiken und Nebenwirkungen der Jodierung warnen nur wenige Mediziner, einer davon ist der Berliner Endokrinologe Prof. Dr. Jürgen Hengstmann vom Urbankrankenhaus. Seine Patienten sind tatsächlich informiert, was in Deutschland nur noch sehr wenige Patienten von sich behaupten können.

Unsere Gesundheitspolitik hat mir ihrer sogenannten „flächendeckenden Jodierung", einer ausschließlich positiv aufgebauten Werbekampagne, aus der **Bundesrepublik ein Land mit nahezu 80 Millionen nichtinformierten Menschen bzw. Patienten gemacht.**

Denn nichts ist tatsächlich nötiger in Deutschland, als die umfassende Information der Bürger über die **Risiken** , die die künstliche **Jodierung der Lebensmittel** mit sich bringt.

Weil aber diese korrekte Information über die Gesundheitsschädigungen der künstlichen Jodzusätze in fast allen unseren Lebensmitteln seit mehr als 10 Jahren unterlassen wurde, sind **aus ca. 10-15% ursprünglich gesunden Bürgern erstmalig Patienten geworden.**

Ungeachtet der steigenden Zahlen jodinduzierter Erkrankungen – Prof. Hotze aus Wiesbaden sprach im Februar diesen Jahres sogar von 10% allein jodinduzierter Autoimmunerkrankungen – wird weiter an der Jodierung der Lebensmittel festgehalten. Außerdem wird weiter daran festgehalten, die positiven Seiten dieser sogenannten Jodprophylaxe zu nennen.

Die **Information** per Internet über die **gravierenden Jodschäden** durch die flächendeckende Jodierung (– es wird ja auch das Viehfutter jodiert! –) ist deshalb ein brennendes Desiderat im **Interesse aller Bürger.**

Denn zunächst möchte jeder Gesunde seine Gesundheit erhalten, wozu eine objektive Information darüber gehört, was seiner Gesundheit möglicherweise schnell ein Ende setzen könnte, wie z.B. die **Jodierung,** die erstmalig viele **jodinduzierte Krankheiten** auslöst: von Überfunktion, über Morbus **Basedow**, Morbus **Hashimoto**, Morbus Addison, Heißen und Kalten Knoten, Unterfunktion, **Jodallergie**, Jodakne, Lichtallergie, Osteoporose, **Impotenz, Depressionen,** Angstattacken, Hyperaktivität, Herzrhythmusstörungen, Vorhofflimmern, **Herzinfarkt** und **Krebs**, um die wichtigsten Jodschäden zu nennen.

Nähere Informationen können Sie bei der Deutschen SHG der Jodallergiker, Morbus Basedow – und Hyperthyreosekranken in Trier erfahren, und auch schon über das Internet: www.jod-kritik.de

Der Wirkstoff „Jod" wird seit etwa 1995 den **Mineralfuttergemischen und Salzlecksteinen fürs Vieh künstlich zugesetzt (100mg/ kg). Auch Geflügel erhält** jodierte Futtermischungen (1,2mg/kg). Das zusätzliche Jod wird von den Tieren aber nicht für ihre eigene Gesundheit benötigt, sondern es soll „in die gesamte Nahrungskette einfließen" (s. Arbeitskreis Jodmangel, „Fakten zur Jodversorgung in Deutschland", Groß-Gerau, April 1997, S. 1). Die Folge ist, dass der Verbraucher über die tierischen Produkte wie Fleisch, Milch, Sahne, Butter, Quark, Joghurt, Eier mehr Jod zu sich nehmen muss. Und in Mengen, die er nicht mehr kontrollieren kann, was schnell zur Überjodierung mit Gesundheitsschäden führt.

Über diese Maßnahme, die sämtliche Grundnahrungsmittel betrifft, wurden die **Verbraucher nicht offiziell informiert.**

Die gesundheitliche Problematik der Viehfutterjodierung wurde auf dem 14. Wiesbadener Schilddrüsengespräch 1996 von den Experten diskutiert. Prof. Bauch (Chemnitz) sagte dazu: „Im Moment streben die Tierernährer eine Regulierung der gesetzlichen Grundlagen an, indem ein oberes Limit für die Jodierung der Mineralfuttergemische eingeführt wird, da bei zu hohen Jodzufuhren einerseits Hypothyreosen" (= Unterfunktionen) „bei Tieren auftreten können, und andererseits die Jodzufuhr mit tierischen Nahrungsmitteln" (bei Menschen, d. Aut.) „unkontrolliert zu hoch sein kann."

Daraus resultiert 1. eine **Zwangsmedikation**, die das im **Grundgesetz** verankerte **Freiwilligkeitsprinzip aushebelt.** Denn die Viehfutterjodierung erfasst alle Grundnahrungsmittel, so dass kein Verbraucher diesem problematischen Zusatzstoff Jod mehr ausweichen kann.

Daraus resultiert 2. eine **massive Gesundheitsschädigung** für alle diejenigen, die durch dieses zusätzliche Jod noch kränker, oder aber erstmalig krank werden. Das grenzt an **Körperverletzung**, die nicht hinzunehmen ist.

Durch falsche oder fehlende Informationen wird ein „**Schaden in Milliardenhöhe**" verursacht , so Dr. Martin Danner, in seinem Vortrag „Der informierte Patient" auf dem 8. Round-Table-Gespräch des Verbandes forschender Arzneimittelhersteller am 19. April in Berlin).

Um fehlende Informationen über die Viehfutterjodierung, und um

---

13. Statement zur Podiumsdiskussion der Arbeitsgemeinschaft für Wirkstoffe in der Tierernährung e. V. (AWT) am 25. April 2002 in Potsdam zum Thema: „Verbraucherschutz und Lebensmittelsicherheit. Anspruch und Wirklichkeit."

Daraus resultiert 3. eine durch Jod ausgelöste Krankheitswelle – Prof. Dr. Jürgen Hengstmann vom Urban-Krankenhaus in Berlin schätzt die Jodgeschädigten bereits auf 10-15 %! Prof. Hotze aus Wiesbaden sprach in diesem Februar von bereits 10% Autoimmunerkrankungen, die die Jodierung schon gefordert habe – die unabsehbaren finanziellen Schaden anrichtet.

falsche Informationen über die Jodschäden handelt es sich hier tatsächlich, weil der Verbraucher weder über die Jodschäden überhaupt noch über die Tatsache der Viehfutterjodierung informiert worden ist.

Seitdem über die Viehfutterjodierung der Verbraucher geschädigt wird, gibt es in Deutschland **keinen funktionierenden Verbraucherschutz mehr.**

Wegen der gesundheitsschädigenden Wirkung des Jodes in tierischen Produkten und anderen jodierten Lebensmitteln ist damit auch **keine Lebensmittelsicherheit mehr gegeben.**

Dr. Peter Liese, MdEP, Mitglied im Ausschuss für Umweltfragen, Volksgesundheit und Verbraucherpolitik, sagte auf dem bereits genannten Round-Table-Gespräch in seinem Referat „Der mündige Patient": „Man nimmt kein Medikament für eine Krankheit, wenn man die Krankheit nicht hat. Das ist absurd."

Dr. Liese stellte dies fest in der Annahme, dass der Patient aber selber darüber entscheidet, ob er ein Medikament unnötigerweise einnimmt oder nicht.

Die Zwangsjodierung zwingt Millionen Bundesbürgern aber das Medikament Jod auf, ohne dass sie es **brauchten,** und **ohne** dass sie es **selber entscheiden** dürften, ob sie es einnehmen wollen oder nicht.

Das ist **juristisch angreifbar.**

Literatur hierzu: Pfannenstiel/Hotze: Verhandlungsbericht d. 14. Wiesbadener Schilddrüsengespräches, Febr. 1996, Frankfurt 1996, S. 25.

Flachowsky,G.: „Einflussmöglichkeiten der Tierernährung auf Inhaltsstoffe und Qualität von Lebensmitteln tierischer Herkunft", in: Verbraucherdienst 3/1998, S. 388-392.

Grether, Th.: „Künstliches Jod im Essen fordert Opfer", in: Pulstipp, Das Schweizer Gesundheitsmagazin, April 2002, S. 4/5.

Braunschweig-Pauli,D.: „Flächendeckende Jodierung in Deutschland", in: Patientenforum Homöopathie 1/2002, S. 14/15.

Braunschweig-Pauli, Dagmar: „Jod-krank, der Jahrhundertirrtum", Dingfelder-Verlag 2000, S. 306-318.

Der Jod-Skandal wird – endlich! – publik

Ein „Schlusswort" wird sich im Zusammenhang mit dem Jodproblem (oder dem Problem, das eine schlecht beratene Gesundheitspolitik erst geschaffen hat) noch lange nicht aussprechen lassen. Gleichwohl kann man als Zwischenbilanz ohne weiteres formulieren: Ein Problem von unerhörter Brisanz nimmt auch in der Öffentlichkeit Gestalt an und bekommt einen Namen, wie die folgende aktuelle Presseschau dokumentiert:

Aktuelles Schlaglicht 2002 – Ärzte warnen: wir essen viel zu viel Jod!

Unter dieser Überschrift ist gerade der zweite jodkritische Artikel von Thomas Grether in der aktuellen Mai-Ausgabe des Schweizer Gesundheitsmagazins „Pulstipp" (www.pulstipp.ch) erschienen, und mit diesem Aufklärungsartikel über die Jodschäden dürfte das Ende der Zwangsjodierung – nicht nur bei den Eidgenossen – eingeläutet worden sein. Denn die Jodschäden haben in der Schweiz, die bekanntermaßen seit Jahrzehnten vermittels Jodsalz und jodiertem Viehfutter zwangsjodiert, eine Brisanz erreicht, die nicht mehr ignoriert werden kann.

Nach dem ersten Artikel von Thomas Grether über Jodschäden in der April-Ausgabe von Pultipp treten nun „erstmals Schweizer Ärzte an die Öffentlichkeit und warnen vor massiven gesundheitlichen Problemen".

Der namhafte Allergologe Professor Brunello Wüthrich, Leiter der Allergiestation des Universitätsspitals Zürich, äußert sich in diesem zweiten Artikel von Thomas Grether, dass Menschen mit Jodakne „Jod in Nahrungsmitteln unbedingt meiden müssen". Außerdem gibt Wüthrich Informationsblätter heraus, die Betroffene vor jodierten Nahrungsmitteln warnen.

Der Allgemeinmediziner und Gesundheitsexperte bei der Schweizer Zeitschrift „Beobachter", Jürg Hess, warnt ebenfalls nachdrücklich vor Jodsalz: „Jodiertes Speisesalz ist mit Vorsicht zu genießen", sagt er. „So viel Jod ist nicht mehr vertretbar… Die Anzahl von Patienten mit Schilddrüsenproblemen hat deutlich zugenommen. Viele Überfunktionen stehen in direktem Zusammenhang mit Jod", fährt er fort. Jod in den Mengen, die der deutsche Schilddrüsenexperte Professor Dr. Jürgen Hengstmann vom Berliner Urban-Krankenhaus als schädlich bei Pubertierenden nennt (das sind 300 Mikrogramm Jod täglich), griffen ins Immunsystem ein und schwächten es, so Hess. Außerdem sei Jod überdosiert weitaus gefährlicher als Vitamine: „Es hat eine massive, zentrale Wirkung auf hormonelle Abläufe im Körper." Hess hält es auch für sehr wahrscheinlich, dass Jod die zunehmende Hyperaktivität bei Kindern mitverursacht. Er schätzt, dass 15 – 25% seiner Patienten wegen der übermäßigen Jodierung krank seien. Das bedeutet, dass in der Schweiz tatsächlich ein Viertel der Bevölkerung durch die Jodierung krank gemacht wird.

Zwangsjodierung: Die Gespensterfahrt der zeitgenössischen Titanic: Volle Fahrt Richtung Eisberg.

In Deutschland waren bereits 1998 10-15% der Bevölkerung durch die Jodierung gesundheitlich zu Schaden gekommen, was ohne die Jodierung wohl nie passiert wäre. Seit 1998 ist die Bilanz der Jodschäden in der Bundesrepublik steigend.

Allein die durch Jod ausgelösten Autoimmunerkrankungen Morbus Basedow und Morbus Hashimoto – die aber nur einen Bruchteil der durch Jod ausgelösten Krankheiten ausmachen – haben jetzt in Deutschland einen noch nie gekannten Höchststand von 10% erreicht, wie der Wiesbadener Schilddrüsenexperte Professor Dr. Lothar-Andreas Hotze nach dem diesjährigen Wiesbadener Schilddrüsengespräch im Februar in einem dpa-Gespräch kritisierte.

Die gegenwärtige Medizin kennt keinen Krankheitsverursacher, der eine so hohe Trefferquote hat, wie Jod.

Aber Jod ist der einzige Krankheitsverursacher – im Gegensatz z.B. zu Alkohol, Nikotin und Drogen – der uns allen von Gesundheitsbehörden als angeblich gesund angepriesen und über die Nahrungskette unausweichlich aufgezwungen wird.

Pulstipp-Redaktionsleiter Tobias Frey schreibt in seinem Editorial im April

2002, dass für den mündigen Bürger Aufklärung über eine ausgewogene Ernährung besser sei „als altertümliche Zwangsmaßnahmen durchzusetzen".

Es besteht kein Zweifel: die Zwangsjodierung ist die Titanic der Medizin des 20. Jahrhunderts!

- Hendl/Liedke (Hrg.): **Lehrbuch der Allgemeinen Physischen Geographie**, Gotha 1997, S.138.
- **GU Kompaß Mineralstoffe**, München 1990, S. 106ff.
- Haubold: **Der Kropf – eine Mangelerkrankung**, München 1955, S. 206.
- Bga Schriften 3 / 94 : **Notwendigkeit der Jodsalzprophylaxe**, S. 6
- Pfannenstiel / Schwarz: **Nichts Gutes im Schilde**, Stuttgart 1994, S. 152, 138.
- Hehrmann: **Schilddrüsenerkrankungen**, Stuttgart 1995, S.45, 115.
- **Die Schilddrüse: Ausgewählte Referate** der Jahre 1992 bis 1995, Merck / Darmstadt (Hrg.), S. 116.
- Pfannenstiel / Hotze (Hrg.): **Neue und vergessene Aspekte d. Therapie von Jodmangelstrumen**, in: Verhandlungsbericht d. 14. Wiesbadener Schilddrüsengespräches, Feb. 1996, Frankfurt 1996, S. 9, 25, 46.
- Derwahl /Hotze (Hrg.): **Autoimmunerkrankung der Schilddrüse und anderer Organe**, Schilddrüse und Frau, in. 18. u. 19. Wiesbadener Schilddrüsengespräch, 2000 / 2001, Berlin 2001, S. 7, 21.
- Derwahl / Hotze (Hrg): **Leitlinienbasierte Schilddrüsentherapie**, 20. Wiesbadener Schilddrüsengespräch 2002, Berlin 2002, S. 68
- H.P.T.Ammon (Hrg): **Arzneimittelneben – und wechselwirkungen**. Ein Handbuch für Ärzte und Apotheker, Stuttgart 1991, S. 895, 897, 902.
- Stephan Böse / O`Reilly et al.: **Jodversorgung der Bevölkerung**, in: umwelt.medizin.gesundheit. 15.1 / 2002, S. 44-46.
- Pschyrembel, **Klinisches Wörterbuch**, 259. Auflage 2002.
- Braunschweig-Pauli: **Jod-krank, der Jahrhundertirrtum**, dingfelder-Verlag 2000, S. 7.
- Lathia/Kloep: **Einfluß von Nahrungsmittelinhalts- und -zusatzstoffen auf die Nitrosaminbildung unter physiologischen Bedingungen** – ein kurzer Überblick, in: Ernährung/Nutrition,Vol.11 / nr.2 1987, S. 98-101.
- Pelka: **„Tausendmal recycelt und immer wie neu"**, in GA Bonn, 12. November 1996
- Grether: **„Künstliches Jod im Essen fordert Opfer"**, in Pulstipp, Das Schweizer Gesundheitsmagazin (www.pulstipp.ch), Nr. 4, April 2002, S. 4/5.
- Braunschweig-Pauli: **„Jodierung in Deutschland"**, in: Patientenforum Homöopathie, April 2002, S.14/15. (www.bph-online.de)

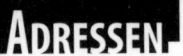

Zentrale Anlaufstellen für die Selbsthilfe!
Deutsche SHG der Jodallergiker, Morbus
Basedow – und Hyperthyreosekranken

Postfach 2967   Internet: www.jod-kritik.de

54 219 Trier   E-Mail: braunschweig-pauli@t-online.de

Fax 06 51 / 1 68 74

Mit uns zusammen arbeitet der

Biochemische Verein Großberlin e. V.

Jürgen Toreck, 1. Vorsitzender

Haus der Demokratie und Menschenrechte

Greifswalderstr. 4, 10 405 Berlin

Telefon 030 / 2 04 45 99, Fax 030 / 2 01 20 47

Der Biochemische Verein fordert in seinem Programm „die drastische Redu-
zierung der chemischen Zusatzstoffe in Lebensmitteln und verurteilt den
Missbrauch der Lebensmittel als Medikamententräger für Fluor, Jod oder
andere medikamentenähnliche Stoffe."
Solange wir noch kein Verein sein können, empfehle ich, in den Bioche-
mischen Verein einzutreten, wenn man sich in einem Verein engagieren
möchte.

Auf dem 8. Round-Table-Gespräch am 19. April 2002 des Verbandes forschender
Arzneimittelhersteller fiel mir wegen seiner mutigen, intelligenten und sachkundigen
Wortmeldungen auf:

Bernd Vielhaber

Die werkstatt für innovative kommunikationsprozesse

Schillerpromenade 10, D-12 049 Berlin

Telefon 030 / 62 70 48 02, Fax 030 / 62 70 48 03

E-Mail: bernd.vielhaber@berlin.snafu.de

Herrn Vielhabers Gesprächsprotokoll finden Sie auf meiner Web-Seite: www.jod-kritik.de

Gesundheitsparlament, Geschäftsstelle, c/o Gesundheitszentrum, zu Hd. Manfred Grönig,

Albanikirchhof 4-5, 37 073 Göttingen, E-Mail: gesch@gesundheitsparlament.de, Internet:

www.gesundheitsparlament.net

Natur & Heilen

Die Monatszeitschrift für gesundes Leben

Chefredakteurin: Anne Devillard

Nikolaistr. 5

D-80 802 München

Telefon 089 / 38 01 59-12, Fax 089 / 38 01 59-16

www.naturundheilen.de

Ausgabe August 2001: Titelthema „Krank durch Jod – Der Jahrhundertirrtum"

Balance

Das regionale Gesundheitsmagazin

Herausgeberin: Anke Schmitz

AS Printmedienverlag

Zeppenheimer Weg 65

40 489 Düsseldorf

Tel.: 02 11 / 4 05 86-98

Fax.: 02 11 / 4 05 86-99

E-Mail: anke.schmitz@balance-gesundheitsmagazin.de

www.balance-gesundheitsmagazin.de

www.balance-online.de

Seit 2000 erscheinen in « balance » meine Artikel zu den verschiedenen Jodschädigungen, wie Akne, Lichtallergie, Jod in der Schwangerschaft, Krebs durch Jod und Impotenz durch Jod.

Patientenforum Homöopathie

Zeitschrift des Bundesverbandes Patienten für Homöopathie e. V. (BPH)

Burgstr. 20

37 181 Hardegsen

Tel.: 0 55 05 / 10 70

Fax.: 0 55 05 / 95 96 66

E-Mail: BPH-Mail@t-online.de

Internet: www.bph-online.de

Ausgabe 1/2002 : Flächendeckende Jodierung in Deutschland

**Gesundheits-
zeitschriften**

Schweiz

Hilfe für Jodallergiker

Tel.: 0 61 69 / 2 81 00 (Mo-Mi: 10.00 bis 12.30 Uhr, Do: 14.00 bis 16.00 Uhr)

E-Mail: kontaktstelle@selbsthilfezentrum-bs.ch

Zu den ganz wenigen Einrichtungen in Deutschland, die von Anfang an vehement gegen die Zwangsjodierung aufgetreten und für die gesundheitliche Selbstbestimmung des Verbrauchers eingetreten sind, gehört die

Gesellschaft für Gesundheitsberatung (GGB) e. V.,

Dr.-Max-Otto-Bruker-Str. 3, 56 112 Lahnstein,

Telefon 0 26 21 / 91 70-17, Fax 91 70-33, Internet: www.ggb-lahnstein.de.

Natürlich

Schweizerische Gesundheitszeitschrift

AZ Fachverlage AG

Bahnhofstr. 39-43

CH-5001 Aarau

Tel.: 00 41 – 62 / 8 36 65 65

Fax.: 00 41 – 62 / 8 36 65 66

www.natuerlich-online.ch

Ausgabe April 2001: Titelthemen 1. S. 6-10: „Jod ... und der Mensch kann verblöden" (Heinz Knieriemen), 2. S. 11-15: „Jod als Gesundheitsrisiko" (Dagmar Braunschweig-Pauli)

Pulstipp

Das Schweizer Gesundheitsmagazin

Postfach 277

8024 Zürich

Tel.: 00 41-1 / 2 66 17 27

Fax.: 00 41-1 / 2 66 17 10

E-Mail: redaktion@pulstipp.ch

www.pulstipp.ch

Osterausgabe April 2002: „Künstliches Jod im Essen fordert Opfer".

Die darauffolgende Pulstipp-Ausgabe enthält einen zweiten Artikel über das Jod-Problem in der Schweiz mit dem Titel: „Ärzte fordern Deklaration von Lebensmitteln. Ärzte warnen: Wir essen viel zu viel Jod". (a.a.O., S. 13-14)

Luxemburg

Gilbert Schaltz
Gesundheitsberater GGB
13, rue Lamort
1-1916 Luxemburg
Tel.: 00 35-2 / 48 08 30

Verlag Ganzheitliche Gesundheit
Norbert Messing
Postfach 12 17
76 663 Bad Schönborn
Tel. (0 72 53) 37 18 / Fax 3 39 55
http://www.messing-vgg.de
E-Mail: info@messing-vgg.de

Liebe Leserin, lieber Leser!

Gesundheit ist möglich – und für jeden von uns machbar, mit einfachsten Mitteln direkt aus dem Heilgarten der Natur. Überzeugen Sie sich selbst: Unsere Rat-Geber sind • lebenspraktisch ausgerichtet und „zupackend", die Empfehlungen leicht und sofort • in Selbsthilfe eigeninitiativ zu verwirklichen. Zwischen geduldigen Worten und gesundmachender Tat klafft kein unüberwindlicher Abgrund, wie dies bei allzu theoretisch ausgerichteten Werken oft der Fall ist.

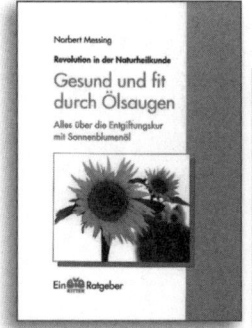

Neuerscheinung
78 S., € 11,50 / ISBN 3-920788-44-3

„Revolution in der Naturheilkunde!"
Gesund und fit durch Ölsaugen

Die Ölziehkur kann bei ganz unterschiedlichen Krankheiten oft erstaunlich schnell helfen: Im Falle von Allergien und Augenleiden ebenso wie bei Kopfschmerzen/Migräne, Infektanfälligkeit, Rheuma (Arthritis, Arthrose) oder Zahnfleischerkrankungen sowie zahlreichen weiteren Leiden. Kaum eine andere Naturheilmethode • **entgiftet den Körper** so gründlich wie die Kur mit Sonnenblumenöl. Außerdem schützt sie sehr wirksam vor gefürchteten chronischen Leiden (Herz-Kreislauf, Stoffwechsel, Krebs u. a.).

In der Neuerscheinung erfahren Sie alles, was Sie für die erfolgreiche Anwendung brauchen. Mit aktuellen • **neuen Erkenntnissen** zu den Wirkungsweisen, einem • **Praxis-ABC der besten therapeutischen Öle**, Techniken wie der • **Ayurveda-Mundspülung** oder • **Aromatherapie**. Der Leser findet ausführliche Hinweise zur Behandlung einzelner Leiden, einschließlich spezieller Ölziehkuren zur zusätzlichen Intensivierung der Entschlackung und Entgiftung.

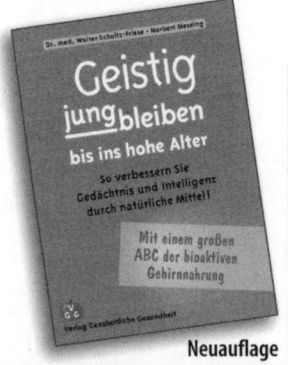

Neuauflage
128 S., € 9,20 / ISBN 3-927124-06-0

Gehirnnahrung & Fitness für die grauen Zellen
Geistig jungbleiben bis ins hohe Alter

Ein bekannter Ganzheitsmediziner offenbart hier das Geheimnis • **anhaltender geistiger Jugend** und zeigt, wie • **Gedächtnis, Konzentration** und **Intelligenz** dauerhaft erhalten oder gestärkt werden können.

Als wahre Lebenselixiere für das Nervensystem erweisen sich dabei • **natürliche Wirkstoffkomplexe**, die auch das wirksamste Mittel darstellen, um schweren Formen von Hirnleistungsstörungen vorzubeugen (Demenz, Alzheimer Krankheit). Bemerkenswerte, geradezu beispielhafte klinische Versuche, die mit solchen „Geheimrezepten" bereits vor Jahrzehnten unternommen wurden, haben hierzu erstaunliche – zwischenzeitlich leider vergessene – Erfolge erbracht. Mit Hinweisen zu geeigneten Methoden des „Hirn-Joggings" und einem • **„Lexikon der gehirnaktiven Bio-Substanzen und Lebensmittel"**.

Entsäuerung = Verjüngung & Heilung

Die Säure-Basen-Balance

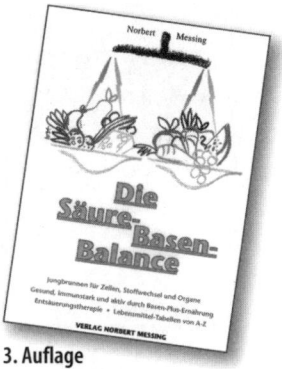

Macht • **Übersäuerung** krank? Wie lassen sich die entsprechenden Risiken sicher erkennen und meistern? Hier erfahren Sie von ganz überraschenden Möglichkeiten der • **Lebensverlängerung** durch Entsäuerung. Praktische Tipps zur effektiven Schutzkost in Form einer von jedem leicht zu praktizierenden • **Basen-Plus-Ernährung** schließen sich an. Umfassende Tabellen geben Auskunft zum Säure- und Basengehalt aller üblichen Lebensmittel, und zwar auf der Grundlage • **neuester Analysewerte!**

In der 3. Auflage ausführlich beschrieben: Warum praktisch alle chronischen Leiden heilbar sind. • **Azidose-Therapie konkret**: Entsäuerung nach Dr. med. Renate Collier.

3. Auflage

80 S., € 7,70 / ISBN 3-927124-22-2

„Wunderwaffe Vitamin C"

Das praktische Handbuch zum Vitamin C

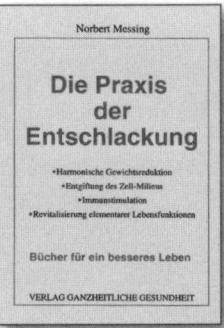

Vitamin C ist eine ganz einzigartige „Superwaffe" der Natur im täglichen Ringen um unseren wertvollsten Besitz: die Gesundheit. Der Ratgeber zeigt Ihnen, wie Sie die geradezu wundersame Wirkung des Stoffes konkret und sofort für Ihr Wohlergehen nutzen und • **Ihr Immunsystem nachhaltig kräftigen** können (z. B. gegen Krebszellen, Bakterien oder Viren). Der Leser erfährt, wie er • **sich vor gefährlichen Schadstoffen zu schützen** vermag (z. B. Schwermetalle oder Chemikalien und Radioaktivität). Es wird darüber hinaus gezeigt, dass es möglich ist, • **jugendliche Frische auch im Alter zu bewahren** und seine geistige und körperliche Spannkraft und Flexibilität ohne Einbußen zu erhalten. • „**Wer meint, er weiß genug über Vitamin C – der irrt!**"

3. Auflage

80 S., € 7,70 / ISBN 3-927124-14-1

Reinigung bis in die letzte Zelle

Die Praxis der Entschlackung

Das grundlegende Buch behandelt ganz zentrale Fragen: • **Wie reinigen wir das Zellgewebe** des Organismus und erlauben einen ungestörten Nähr- und Wirkstofftransport? Wie schaffen wir aktiv jene Voraussetzungen, die es unserem • **Immunsystem** erlauben, seine vielfältigen Schutzfunktionen schlagkräftig zu entfalten?

Hier nur einige Stichworte aus dem Inhalt: Die wichtigsten Entschlackungskuren. • **Säfte, Kräuter, Wildpflanzen**. Heilkräuter und ihre reinigenden Wirkungen. • **Säure-Basen-Haushalt**. Die Bedeutung des • **Chlorophylls**. Säfte-Cocktails für alle Lebens- und Problemlagen. • **Tagesprogramme für Entschlackungskuren**...

2. Auflage

80 S., € 7,70 / ISBN 3-927124-18-4

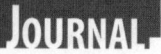

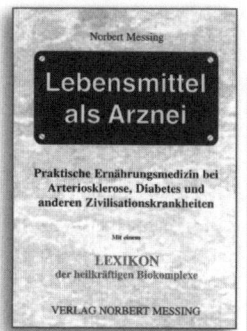

Neuauflage

140 S., € 9,60 / ISBN 3-927124-00-1

Ein Erfolgstitel in stark erweiterter Neuauflage!

Lebensmittel als Arznei

Vielfältige Studien und neueste Erkenntnisse der medizinischen Ernährungsforschung lassen daran keinen Zweifel: Es gibt inzwischen überwältigende Beweise dafür, dass • **Herzinfarkt** und • **Arteriosklerose**, vielfältige • **Krebserkrankungen**, • **Diabetes** und andere Stoffwechselleiden sowie die sogenannten • **Alterserscheinungen** durch hochwertige natürliche Nahrungssubstanzen vermeidbar, beeinflussbar, ja in vielen Fällen heilbar sind! Als Heilmittel erweisen sich in diesem Falle ganzheitliche • **„Lebensmittel-Integrale".**

Eine praxisorientierte Anleitung, um diese zu nutzen, gibt das soeben neu erschienene Buch mit einem ausführlichen • **„ABC der heilkräftigen Lebensmittel"**!

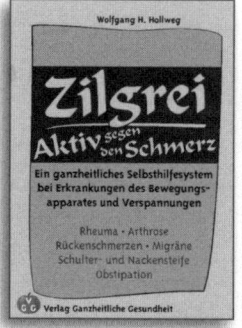

3. Auflage

64 S., € 7,20 / ISBN 3-927124-12-5

Sensationell einfach – sensationell gut

Zilgrei – Aktiv gegen den Schmerz!

Zilgrei ist ein neuartiges, so einfaches wie wirkungsvolles Selbsthilfesystem bei Schmerzen aller Art (von Rheuma, Bandscheiben bis Migräne). Die Methode kombiniert bestimmte • **therapeutische**, dem Schmerz entgegengesetzte **Bewegungen** mit einer speziellen • **Tiefenatmung**. Beides zusammen verbessert u. a. die Sauerstoffversorgung der erkrankten Organe und erleichtert damit den • **Abtransport von Stoffwechselschlacken**. Gelenke und Gewebe können sich erholen, reinigen, regenerieren. • **Zilgrei hat sich in vielen Fällen bewährt, wo andere Maßnahmen versagten**. Das vorliegende Buch wird vom ZDF und der Stiftung Lesen ausdrücklich empfohlen!

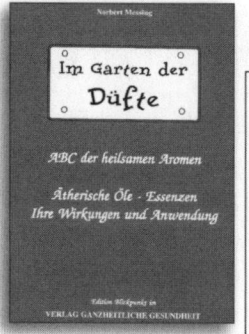

1. Auflage

80 S., € 7,70 / ISBN 3-927124-20-6

ABC der Aromen und Heil-Essenzen

Im Garten der Düfte

In diesem übersichtlichen Werk erfahren Sie alles über die Möglichkeiten • **heilsam-balsamischer Duftöle** für alle Lebenslagen, für kranke und gesunde Tage, Körper und Seele. Aus dem Inhalt: Was sind „ätherische Öle" oder „Essenzen"? Hauptwirkungsweise der Duftöle, Duftöle in der Anwendung (Inhalation, Massage, Einnahme, Duftlampe), • **Therapie mit Aromen**, großes • **Lexikon der Duftöle** (von Anis bis Zypresse).

Verschlüsselte Körperbotschaften erkennen

Sinn der Krankheit

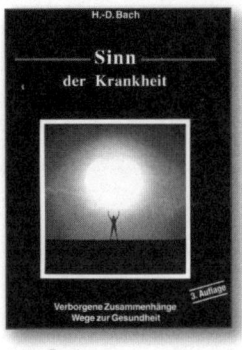

Dem Wissenden, der genau hinzuschauen gelernt hat, offenbaren sich gerade im Falle von körperlichen Leiden unerhört wertvolle • **verborgene Sinn-Zusammenhänge**. Die Entschlüsselung dieser geheimen Botschaften bietet ein vollständiges • **Programm für die Heilung vielfältiger belastender Krankheiten**, egal welcher Art oder Ursache. Der Autor des Ratgebers, ein renommierter Naturheilkundler, weist hier präzise nach, warum bestimmte • **negative Gefühle ein ganz spezielles Organ erkranken lassen**. Er zeigt aber auch auf, welche positiven Empfindungen die Organe wieder gesund machen und ergänzt dies durch ausführliche • **naturmedizinische Behandlungsempfehlungen**.

3. Auflage

232 S., € 15,50 / Standardwerk!

Motto fürs neue Jahrtausend: „Fit mit Früchten!"

Der Obst-Gemüse-Faktor

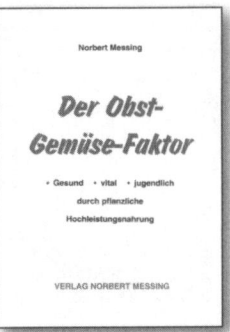

Die Medizin ist dem Geheimnis jener Stoffe auf der Spur, die • **Gesundheit erzeugen** und dadurch • **wirksamer als alle Arzneien** vor Herzinfarkt, Krebs, Stoffwechselstörungen, Rheuma, (Nahrungsmittel-) Allergien, Leistungsverlust im Alter schützen. Die Stoffe haben viele Namen (z. B. Flavonoide, Steroide), ihre Quelle ist jedoch leicht zu benennen: vornehmlich besondere Früchte aus Feld und Flur. Wie Sie diesen lebensrettenden • **Obst-Gemüse-Faktor** am besten für Ihr persönliches lebenslanges Fitnessprogramm nutzen können, erfahren Sie kompakt und gut lesbar in diesem kleinen Erfolgstitel.

3. Auflage

32 S., € 4,35 / ISBN 3-927124-24-9

Eine segensreiche Symbiose

Die Darmflora

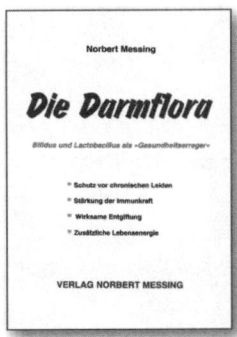

Der moderne Lebensstil schädigt vor allem unsere Verdauung und die ungemein wichtige • **Darmflora**. Hieraus resultieren verschiedene Gefahren (Rückvergiftung aus dem Darm, Krebs, Immunschwäche, Leberschädigungen). Um diesen vorzubeugen, müssen wir die • **Milchsäurebildner** (Bifidus-Arten, Laktobazillen) des Darms durch unterstützende Maßnahmen fördern. Die symbiotischen Darmbakterien werden dadurch zu • **„Gesundheits-Erregern" und Schutzfaktoren ersten Ranges**. Hier lesen Sie, was wir dabei gesundheitlich gewinnen und wie wir das Wissen praktisch in die Tat umsetzen können. Neu und praktisch: Mit einem kleinen „Einkaufsführer" für besonders nützliche symbiosefreundliche Verdauungshilfen.

3. Auflage

32 S., € 4,35 / ISBN 3-927124-25-7

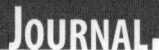

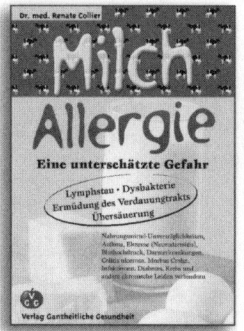

Neuerscheinung

64 S., € 7,20 / ISBN 3-927124-29-X

Unterschätzt, aber folgenreich:
Milchallergie!

Milch macht viele Menschen krank. Ihr Verzehr fördert ganz früh schon das Auftreten von • **Kinderkrankheiten** und führt später dann u. a. zu • **Verdauungsstörungen**, • **Nahrungsmittel-Unverträglichkeiten**, • **Allergien**, • **Ekzem**, • **Neurodermitis**, • **Asthma**. Die • **Lymphe** wird zähflüssig und **staut sich**. Dadurch kann der Körper nicht mehr entgiftet und entsäuert werden. Warum dies so ist und was wir tun können, um Risiken zu vermeiden, erfahren Sie in dem neuen Ratgeber einer erfahrenen • **Naturheilärztin und Entsäuerungsspezialistin**.

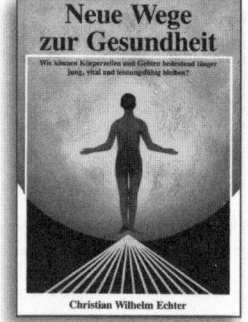

gebunden

196 S., € 13,50 / ISBN 3-927124-13-3

So bleiben Sie jung an Körper und Geist
Neue Wege zur Gesundheit

Das Buch behandelt zentrale Problemfelder des Organismus. Beispielsweise: Wie bremst man den • **Alterungsprozess der Körperzellen?** Der • **präzise funktionierende Darm**: ein solides Fundament, um länger jung, gesund und vital zu bleiben. Welche speziellen • **Heilwirkungen** haben die einzelnen • **Gemüse, Obst-, Getreide- und (Wild-) Kräutersorten?** Darüber hinaus enthält der Ratgeber zahlreiche Tipps bei Verdauungsstörungen und Kostumstellung, führt nützliche • **natürliche Enzymquellen** auf und beispielsweise auch 21 pikante und • **symbiosefreundliche Rezepte** zur Regeneration der lebenswichtigen Darmflora! Der Autor ist Leiter eines Gesundheitszentrums und bildet seit Jahren als Dozent Gesundheits- und Ernährungsberater aus.

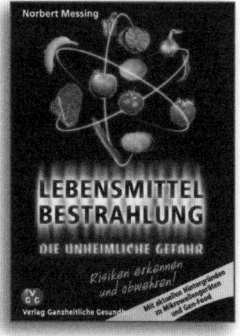

Neuerscheinung

128 S., € 9,20 / ISBN 3-927124-32-X

Krank durch Strahlenkost?!
Lebensmittel-Bestrahlung

Radioaktiv bestrahlte Lebensmittel gibt es bei uns bereits in den Geschäften – mit stark steigender Tendenz. • **Schadet solche „Strahlen-Kost" dem Konsumenten?** Vieles spricht dafür. Hier erfahren Sie den Stand der unschönen Dinge und • **wie Sie sich sofort und in Zukunft effektiv schützen können**. Dies gilt auch im Hinblick auf • **Mikrowellen** (-Geräte) und • **Gen-Food**. Mit vielen Adressen und einer großen • **Übersicht zu Bestrahlungsanlagen** und den zahlreichen • **bestrahlten Erzeugnissen** (von Gewürzen, Gemüsen und Früchten bis Garnelen und Fleisch).

Von Probiotika und „heilenden Keimen"
Hefen und Bakterien stärken unsere Gesundheit!

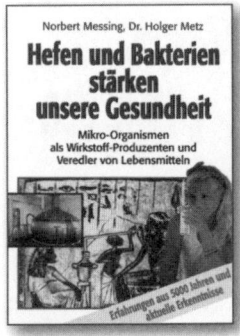

Norbert Messing, Dr. Holger Metz

Hefen und Bakterien stärken unsere Gesundheit

Mikro-Organismen als Wirkstoff-Produzenten und Veredler von Lebensmitteln

Wussten Sie, dass viele chronische Leiden in einem abwehrstarken Körper keine Chance haben, und dass bestimmte Mikroorganismen für • „**Immunität**", Unverletzlichkeit sorgen können? Wussten Sie, dass Hefen bei Mykosen (Pilzerkrankungen) helfen? Wussten Sie, dass es bei den Lebensmitteln ein „probiotisches Prinzip" (= **für** das Leben statt „Antibiotika" = **gegen** das Leben) gibt? Innerhalb einer solchen hochwirksamen Schutzkost gegen Herzinfarkt, Krebs, Allergien u. a. spielen • **fermentierte Lebensmittel (Milchsäurebakterien, Hefen)** eine besondere Rolle. Alles Wissenswerte dazu – praktisch ausgerichtet und allgemeinverständlich geschrieben – erfährt der Leser im vorliegenden Ratgeber.

2. Auflage

150 S., € 11,80 / ISBN 3-927124-17-6

Die Wiederentdeckung einer alten Volksarznei
Heilen mit Bierhefe

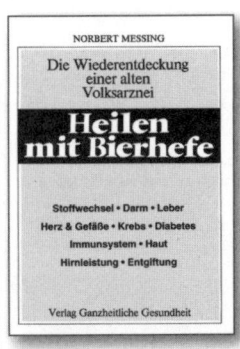

NORBERT MESSING

Die Wiederentdeckung einer alten Volksarznei

Heilen mit Bierhefe

Stoffwechsel • Darm • Leber
Herz & Gefäße • Krebs • Diabetes
Immunsystem • Haut
Hirnleistung • Entgiftung

Verlag Ganzheitliche Gesundheit

Bierhefe erweist sich als • **Gesundheitsförderer der Extraklasse** und gilt als „größte Entdeckung der Ernährungsforschung" – als der • „**Wirkstoffmulti" der Natur schlechthin** (Vitamine, Enzyme, Spurenelemente, Cholin, Glutathion u. a.). Die Erfahrungen der Medizin sind beeindruckend – ob es nun um • **Lebererkrankungen, Diabetes, Herz-Kreislaufleiden**, Störungen der • **Geistestätigkeit** oder den • **Schutz vor Umweltgiften** geht. Bierhefe zeigt sich als hilfreich bei • **chronischen Verdauungsbeschwerden**, • **Hauterkrankungen**, • **Hämorrhoiden**, und Forschungen deuten sogar auf ausgeprägte • **krebsfeindliche Wirkungen** hin.

6. Auflage

100 S., € 9,20 / ISBN 3-927124-01-X

Das Buch erklärt anschaulich und allgemeinverständlich, • **wie man die Vorzüge des bemerkenswerten Einzellers optimal und ohne großen Aufwand in der täglichen Ernährungspraxis nutzen kann!**

Das „Stück Lebenskraft" auf dem Prüfstand
Krank durch Fleisch?!

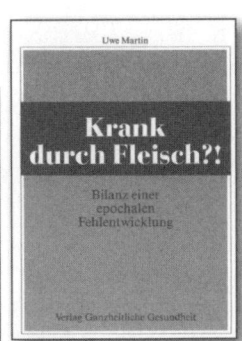

Uwe Martin

Krank durch Fleisch?!

Bilanz einer epochalen Fehlentwicklung

Verlag Ganzheitliche Gesundheit

Sind Fleischwaren dem Menschen wirklich zuträglich und angemessen? Wie steht es um • **Tierarzneimittel**, Hormone, um • **ethische Aspekte** der Massentierhaltung?
Der vorliegende Ratgeber präsentiert alles Wesentliche zum Thema einschließlich eines ausführlichen Anschriftenkataloges (Verbraucherschutz-Initiativen u. a.).

1. Auflage

48 S., € 5,20 / ISBN 3-927124-09-5

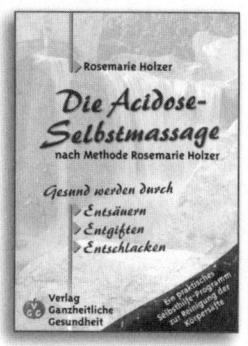

1. Auflage

56 S., € 9,20 / ISBN 3-927124-36-2

Den Körper entsäuern & entgiften
Die Acidose-Selbstmassage

Die Entsäuerung, Entgiftung, • **Entschlackung des Säftesystems** unseres Körpers weist einen naturgemäßen, ursächlichen Weg zur Gesundung, Vitalisierung und zu höheren Stufen des Wohlbefindens. Ein wertvolles und neuartiges Hilfsmittel zur „Klärung der Körpersäfte" stellt die • **Acidose-Selbstmassage** dar. Der Ratgeber enthält ein • **vollständiges Programm** an erprobten und bewährten Übungen – alles anschaulich mit Abbildungen präsentiert und für die sofortige Umsetzung in die Lebenspraxis bestens geeignet. Eigene Kapitel erläutern die Gründzüge und • **Bedeutung des Säure-Basen-Haushaltes** und eines • **intakten Lymphsystems** für unser persönliches Gesundheitsschicksal. Denn eine wirkungsvolle Entgiftung verhindert zuverlässig chronische Leiden und vorzeitiges Altern.

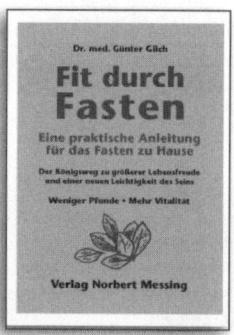

1. Auflage

48 S., € 5,20 / ISBN 3-927124-31-1

Großer Gewinn durch kleinen Verzicht
Fit durch Fasten!

Die aktuelle Neuerscheinung vermittelt alles, was Sie wissen müssen, um eine Fastenkur in Eigenregie erfolgreich und ohne Risiko durchführen zu können. Wichtige Fragen werden vorab geklärt: • **Für wen ist Fasten geeignet? Bei welchen Krankheiten?** Schritt für Schritt erfährt der Leser, wie er vorzugehen und was er zu besorgen hat. Ausführlich wird das bislang vernachlässigte Kapitel • **„Fasten und Entsäuerung"** behandelt, ebenso die • **äußere und innere Reinigung** und schließlich auch das richtige Fastenbrechen. Bewährte • **Rezepte**, Hinweise auf nützliche • **Heilkräuter** sowie die besten • **Fastengetränke** und anderes mehr runden den Ratgeber ab. Der Autor ist ein erfahrender Arzt und Fastenleiter.

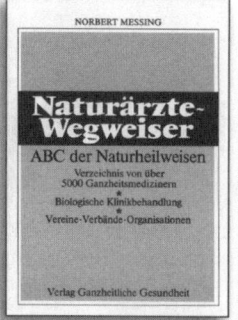

6. Auflage

160 S., € 9,20 / ISBN 3-927124-02-8

Ein Standardwerk der „sanften Medizin"
Naturärzte-Wegweiser

Das große ABC der Naturmedizin mit vielen Adressen, Infos, Tipps: Anschriften von weit mehr als • **5.000 Bio-Ärzten** (Homöopathie, Naturheilverfahren, Akupunktur), • **Zahnärzten, Tierärzten**. Fast • **100 Kliniken** für Ganzheitsmedizin. Szene-Infos: zahlreiche Anlaufstellen für • **naturheilkundliche Selbsthilfe**. Überblick zu • **Ausbildungsmöglichkeiten** für Laien (Gesundheitsberater, Heilpraktiker u. ä.) und Therapeuten. Mit ausführlichen zusätzlichen aktuellen Info-Blättern mit Adressen und Anregungen sowie einem Lexikon der erfolgreichsten Bio-Therapien.

Nur aus reinen Brunnen schöpfen wir Kraft

Das kleine Handbuch vom gesunden Wasser

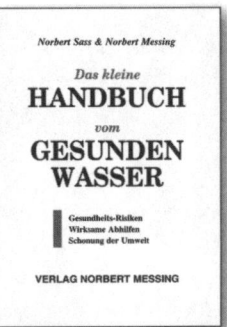

Norbert Sass & Norbert Messing

Das kleine

HANDBUCH

vom

GESUNDEN WASSER

Gesundheits-Risiken
Wirksame Abhilfen
Schonung der Umwelt

VERLAG NORBERT MESSING

Wasser ist das „Beste aller Dinge" für unsere Gesundheit – doch sind seine Quellen heute oft durch Schadstoffe (Chlor, Nitrat) getrübt. Der neue Ratgeber bietet hier eine Bestandsaufnahme und zeigt beispielsweise, wie • **krebserzeugende Nitrosamine** und • **krankmachende Schwermetalle** vermieden werden können. • **Mineral- und Heilwässer** sowie verschiedene • **Filter-Reinigungssysteme** stehen auf dem Prüfstand. • **Tipps zum Wassersparen** und ein • **umfangreicher Adress-Service** zum sogenannten • **belebten Wasser** nach Schauberger, Grander u. a. runden das Handbuch ab.

1. Auflage

40 S., € 5,20 / ISBN 3-927124-28-1

„Erkenne das Antlitz und hilf dem Körper!"

Sprechende Gesichter

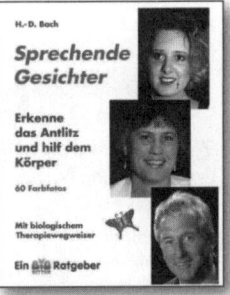

H.-D. Bach

Sprechende Gesichter

Erkenne
das Antlitz
und hilf dem
Körper

60 Farbfotos

Mit biologischem
Therapiewegwasser

Ein ●■● Ratgeber

Als Standardwerk, das immer zur Hand sein sollte, hat man das Buch nach Erscheinen bezeichnet und gefeiert. Die • **Antlitzmethode** erleichtert es jedermann, Einblicke in Veranlagungen, Seelenleben des Gegenübers (auch in Gestalt des Spiegelbildes) zu gewinnen. Sie ermöglicht es uns vor allem, • **Krankheiten auf einen Blick zu erkennen**. Viele Farbfotos schulen den Leser und Betrachter sehr anschaulich und lebensnah in dieser Fertigkeit. An die daraus resultierenden Diagnosen schließen sich aber auch noch • **konkrete biologische Therapie-Empfehlungen** eines namhaften Naturheilkundlers an.

gebunden

221 S., € 22,50 / mit vielen Farbfotos

---

50 „Bioaktive Substanzen" im Überblick:

Gesunde Ernährung leicht gemacht!

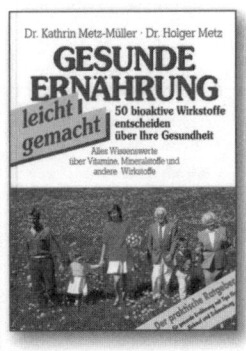

Dr. Kathrin Metz-Müller · Dr. Holger Metz

GESUNDE ERNÄHRUNG

leicht gemacht!

50 bioaktive Wirkstoffe
entscheiden
über Ihre Gesundheit

Alles Wissenswerte
über Vitamine, Mineralstoffe und
andere Wirkstoffe

Der praktische Ratgeber

Hier erfahren Sie alles Wesentliche über die wichtigsten • **50 bioaktiven Substanzen**, aus denen sich Wohlbefinden und Lebensfreude aufbauen. Die ganze Garde an • **Schutz- und Wirkstoffen** ist vertreten: Vitamine, Mineralstoffe, Spurenelemente und eine Vielzahl ebenso kostbarer Wertspender wie Coenzyme, Cholin, L-Carnitin, Lecithin, Milchsäure... Alle werden übersichtlich tabellarisch vorgestellt, mit Hinweisen auf die gehaltvollsten Lebensmittel, • **praktischen Einkaufstipps** und Ratschlägen zur • **Ernährungsumstellung**.

gebunden

104 S., € 11,80 / durchgehend farbig

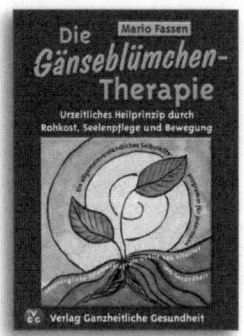

1. Auflage 2001

96 S., € 8,50 / ISBN 3-927124-38-9

Mit Rohkost ursächlich und ursprünglich heilen!

Die Gänseblümchen-Therapie

Die Gänseblümchen-Therapie bietet ein • **Selbsthilfe-Programm** zur eigenverant-wortlichen Erneuerung unserer meist angeschlagenen Gesundheit. Mittel dazu sind die • **unverfälschten, reinen Gaben der Natur**, also Früchte, grüne Blätter, Wild-, Gewürz- und Heilpflanzen, Nüsse... Nur sie bewahren unsere Lebenskräfte oder stellen diese wieder her. Der Leser erhält exakte Anleitungen zu allen praktischen Fragen der Rohkost sowie • **Anregungen für ein rundum „natürliches und gesundes" Leben** (Urbewegung; geistige Gesetze für Zufriedenheit und Ausgeglichenheit u.a.). Die Gän-seblümchen-Therapie repräsentiert das • **eigentliche Heilungsprinzip der Natur**. Wenn wir dem Körper nämlich Raum geben, seine Selbstheilungskräfte zu entfalten, tun sich auch in scheinbar hoffnungslosen Fällen ganz real neue Perspektiven auf.

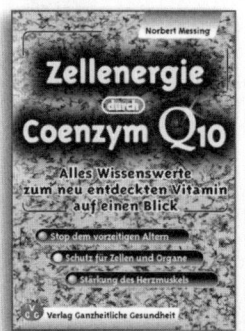

8. Auflage 2001

32 S., € 4,35 / ISBN 3-927124-19-2

Großer Schritt in Richtung Gesundheit

Zellenergie durch Coenzym Q10

Kaum ein anderer Wirkstoff hat in den vergangenen Jahren soviel Furore gemacht wie das • **„Herzwunder Q10"**. Nach zwei Jahrzehnten intensiver Forschung verbindet man damit die allergrößten Hoffnungen. Prof. Karl Folkerts, einer der weltweit führenden Experten urteilt: • **„Q10 als Anti-Alterungsmittel könnte ein großer Schritt für die Menschheit sein!"**

In diesem neuen Ratgeber erfahren Sie alles Wissenswerte zum erst sehr spät entdeckten • **neuen Vitamin** Q10, einem Spurenstoff aus der Gruppe der Coenzyme. Es hat sich gezeigt, dass diese besondere Substanz für die Arbeit des Herzens unerlässlich ist und die Zellen mit jener Energie beliefert, die sie vor Funktionsverlusten und vorzeitigem Verschleiß schützt.

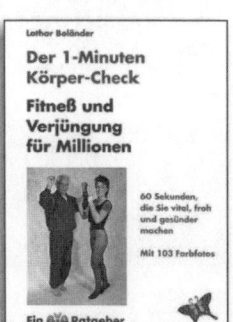

Neuauflage

80 S., € 10,20 / mit gr. Übungsposter

Fitness und Verjüngung für Millionen

Der 1-Minuten Körper-Check

Fernsehsender holten den Autor vor die Kamera, und eine große deutsche Tageszeitung schrieb: „Sportärzte sind begeistert vom • **1-Minuten Körper-Check**, den der 65jährige Lothar Boländer entwickelt hat. Sein Programm ist so gut, dass es jetzt als Buch erschie-nen ist". Mit 48 Jahren hoffnungslos erkrankt, beschloss er, ein neues Leben zu beginnen und verordnete sich den • **1-Minuten Körper-Check**, den er selbst entwickelte. Eine • **Verjüngungskur**, die ihn bald topfit und sogar zum Drachenflieger machte! Das Buch enthält • **103 farbige Abbildungen** und ein • **großes Übungsposter**.

Heilung des Körpers durch Sanierung seiner „Wurzel"

Das große Buch der Darmreinigung

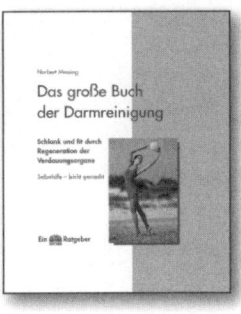

Der vorliegende neue Ratgeber bietet das • **komplette Programm zur Sanierung und Regeneration des Darmes**. Sie lernen darin • **alle bewährten Methoden** kennen (Ayurveda, Heilfasten, Mayr, Molkefasten, Colon-Cleaning nach Gray/Anderson, Heilerde-Anwendungen u. a.) und erfahren viele hilfreiche • **Heilkräuter-Rezepte** – und dies alles zur • **sofortigen Selbsthilfe**. Ein Buch mit 1000 Tipps, Anregungen, Bezugsquellen sowie zahlreichen wertvollen Hinweisen zur • **Überwindung schwerer chronischer Leiden** sowie zum • **Aufbau einer optimalen Darmflora in Eigenregie** durch besondere, selbst bereitete milchsaure Getränke. Ein weiteres Glanzlicht: Vorstellung von • **zahlreichen Bauch-Selbstmassagen** in Wort und Bild! Natürlich ausführlich behandelt: • **Colon-Hydro-Therapie**, Einlauf, salinische Wässer, Lein- und Flohsamen und Geheimtipps wie Kurkuma, Konjacmehl, Yucca und anderes mehr.

Neuerscheinung

150 S., € 14,50 / ISBN 3-920788-42-7

Das Standardwerk in neuer, aktualisierter Auflage

Bio-Kliniken & Kur

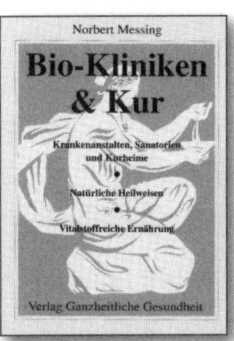

Vorstellung von mehr als • **700 Krankenhäusern, Ganzheitskliniken, Kurheimen, Hotels und Pensionen** mit Naturheilweisen und alternativen Kostformen, ob nun Vollwertkost, Trennkost oder vegetarische Ernährung aus Bio-Anbau. Jeweils mit • **Heilanzeigen** (Herz-Kreislauf, Bewegungsapparat, Allergien, Stoffwechsel usw.). • **Lexikon naturmedizinischer Fachbegriffe**. • **Wer trägt die Kosten** für stationäre Behandlungen? Mit Hinweisen auf besondere, • **ungewöhnliche Therapieformen** (Gerson-Diät, Breuß, Rohkost-Heilfasten und vieles andere mehr). Ausführliche Tipps für den • **Gesundheits-„Kurlaub"** unter anderem mit Seminaren (von gesunder Vollwertküchenpraxis bis Reiki, Yoga, Ayurveda u. ä.).

4. stark erweiterte Auflage

240 S., € 12,30 / ISBN 3-927124-03-6

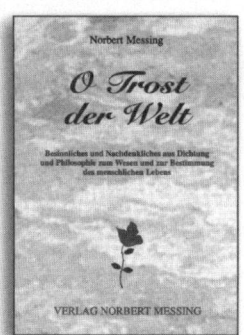

Beachten Sie die Staffelpreise!

56 S., € 5,20 / ISBN 3-927124-21-4

Nahrung für die Seele
O Trost der Welt

Ein ermunterndes, ermutigendes Geschenk für sich und nahestehende Menschen. Das kleine Buch gibt • **wertvolle Gedanken** aus Dichtung und praktischer Philosophie zu den wirklich bedeutenden Fragen unserer Existenz weiter. Sie verleihen • **seelische Kraft und Stärke**, helfen dabei, seine Tage gelassener, freudvoller zu verbringen und zur • **wahren Lebenskunst** zu finden. Die behandelten Themen sind zeitlos: Liebe, Heimat, Natur, Glück, Gesundheit, Achtsamkeit, Beruf(ung), menschliche Bestimmung, Suchen und Glauben...

Den kleinen Ratgeber durchs gelegentlich verschlungene (Gefühls-) Labyrinth des Lebens gibt es zum • **„Geschenk-Staffelpreis"**: Grundpreis € 5,20. Bei Abnahme von 2-4 Expl. à € 4,10. Ab 5 Expl. à € 3,60. Bei Bestellung von 10 Expl. kostet ein Buch nur € 3,10.

Liebe Leserin, lieber Leser!

Gesundheit ist möglich – und für jeden von uns machbar, mit einfachsten Mitteln direkt aus dem Heilgarten der Natur. Überzeugen Sie sich selbst:

Unsere Rat-Geber sind • **lebenspraktisch ausgerichtet** und „zupackend", die Empfehlungen leicht und sofort • **in Selbsthilfe eigeninitiativ zu verwirklichen**. Zwischen geduldigen Worten und gesundmachender Tat klafft kein unüberwindlicher Abgrund, wie dies bei allzu theoretisch ausgerichteten Werken oft der Fall ist.

Verlag Ganzheitliche Gesundheit – Norbert Messing

Postfach 1217 · 76663 Bad Schönborn · Telefon (07253) 37 18 · Fax (07253) 3 39 55
http://www.messing-vgg.de · E-Mail: messing-vgg@t-online.de